\さらに/
進化した脳トレで
認知力・思考力 を
パワーUP
させましょう！

JN191454

川島隆太教授の
頭脳強化
速効トレーニング

CONTENTS

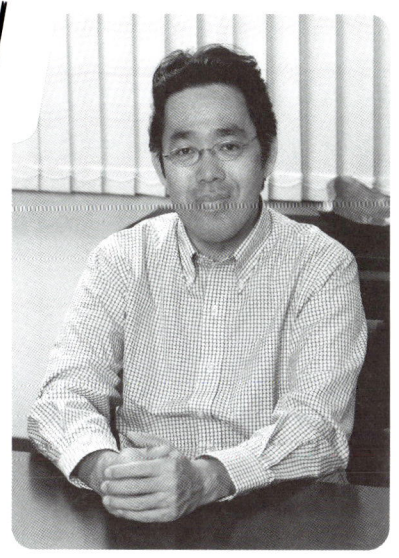

東北大学教授
川島隆太

言語系・数字系・イラスト系の脳トレで全方位からフル回転!

脳の重要な働きとは

脳は記憶、知的活動のほか、感覚、生命維持、運動など体全体をコントロールする重要な所です。中でも前頭葉にある前頭前野は、判断やコミュニケーション、記憶、計画や行動管理など、人間らしい生活を送るための、最も重要な働きをしています。

脳のこのような働きが認知機能なのです。

前頭前野が認知機能を司る

認知機能は、加齢とともに徐々に衰えていきますが、60歳を過ぎた頃から衰え方が顕著になり、対策を何もしないと、脳機能の低下に歯止めがかからず、やがて社会生活を送ることが難しくなっていきます。

しかし私たちの研究では、**どの年代**であっても脳を鍛えると、**認知機能が向上**することを突き止めたのです。

高度な脳力は全て前頭前野が司る

前頭葉の一部
前頭前野の働き

- 記憶する
- 考えて判断する
- 他人の話を理解する
- 予定を管理する
- キレずに感情を制御
- 道順を考え目的地に行く
- 段取り・計画を立てる

前頭葉

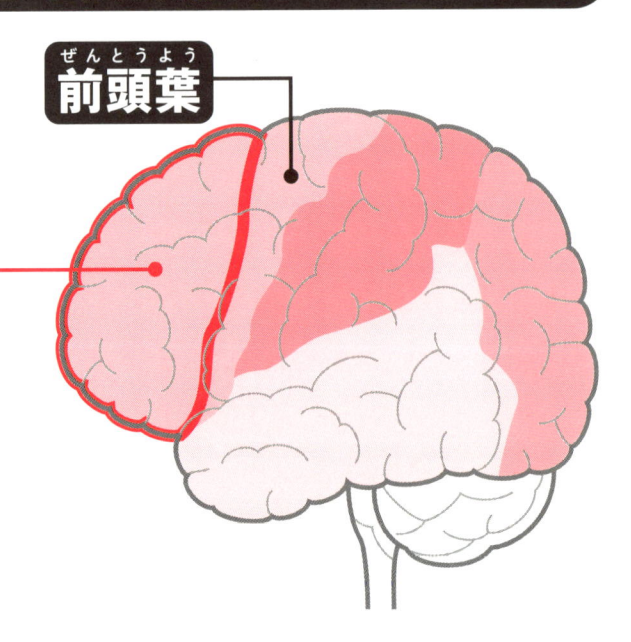

脳に喝を入れる!
頭脳強化パズルで
脳力を大幅にパワーUP!

強化できる5大脳力

本書は、大人の脳をパワフルに鍛えるために、5つの高度な脳力をあげています。

記憶・言語・数・視覚の全方位から脳をフル回転させることで、**認知機能アップ**はもちろん、**高度な思考力アップ**も実現させます。

記憶（ワーキングメモリ）

記憶を使って知的作業をする機能をワーキングメモリといいます。

様々な記憶機能を鍛えましょう。

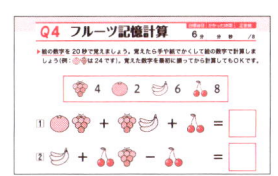
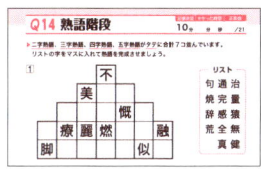

論理的思考力

複数の条件から考察し、適切に数字を配置するナンプレなどで論理的思考力を鍛えることができます。

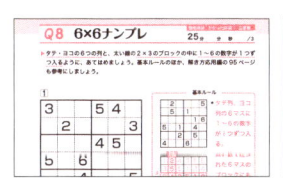
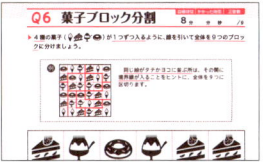

情報処理力

計算や大量な数の把握などで、多くの情報を素早く処理する能力を鍛えていきます。

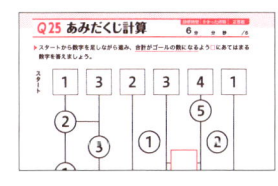
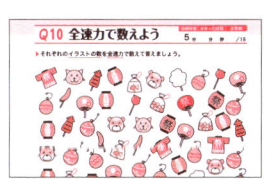

注意力・予測力

迷路は行き止まりを避け、**「見る」「判断」「予測」「注意」を繰り返す**ので、様々な思考力を鍛えます。

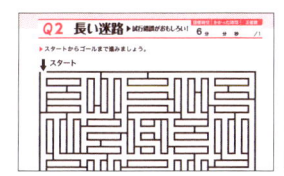
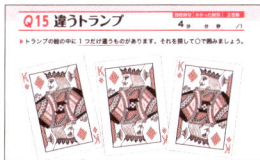

視空間認知力

漢字の形状、イラストの絵柄の細部の情報を把握し、情報を処理するので、視空間認知力を鍛えます。

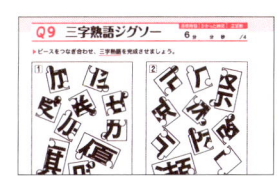
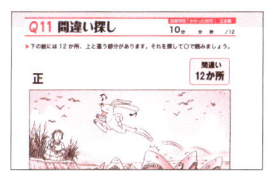

脳活性効果が証明された 20種の強化パズルを収録!

脳活性実験で前頭前野の働きを検証

高度な働きを司る所が脳の前頭前野（ぜんとうぜんや）で、ちょうどおでこ付近の場所です。前述した5大脳力、理性、感情のコントロールといった、まさに人間らしい脳力を司るのが前頭前野（ぜんとうぜんや）。

東北大学と学研は、前頭前野（ぜんとうぜんや）を活発に働かせる作業を突き止めるために、脳活性実験を行いました。実験の結果、本書に掲載している形式の、**読み書きの言語系問題**、**計算等の数字系問題**、**イラスト系問題**が、**前頭前野（ぜんとうぜんや）を非常に活性化させる**ことが判明したのです。

▼ 実験風景

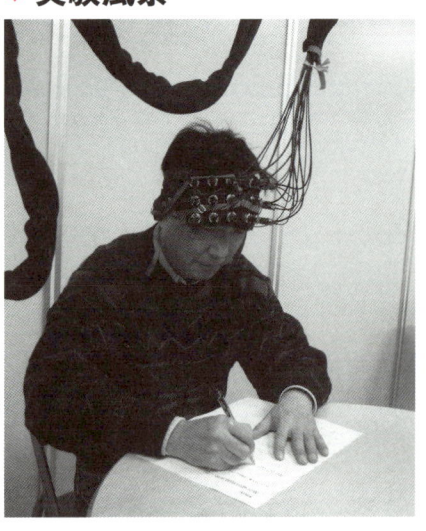

脳の血流変化の実験画像

▼ 実験前（安静時）　　　　▼ 本書パズルの実験

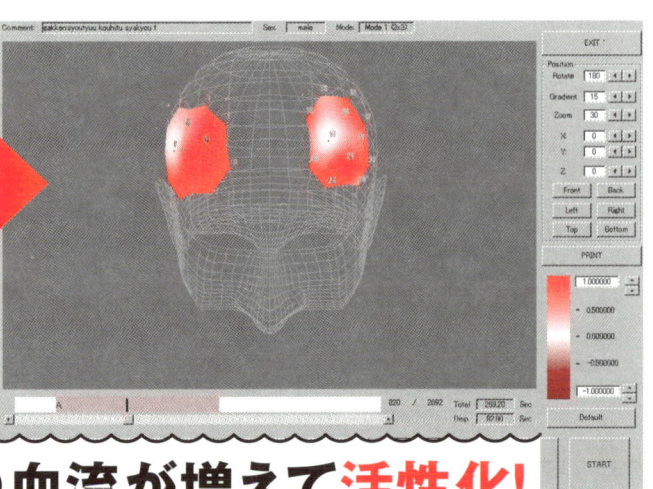

前頭前野（ぜんとうぜんや）の血流が増えて 活性化!

認知機能が向上すると実行力・創造力・効率もUP!

脳トレで幅広い能力がUPする

　私たちの**認知機能の土台**は、**記憶（ワーキングメモリ）と情報処理**の2つです。**速さ**を意識し、これらを鍛えていくと、認知機能に**新しい様々な効果**が現れてきます。

　トレーニングによって認知機能が向上すると、新しいことにトライする**モチベーションや実行力**、柔軟な発想から新しい事を生み出す**創造力**など、**仕事力がアップ**したり、**作業を効率化**できたり、幅広い様々な能力を UP させることが、最新の脳研究でわかっています。

仕事や勉強の効率が上がる

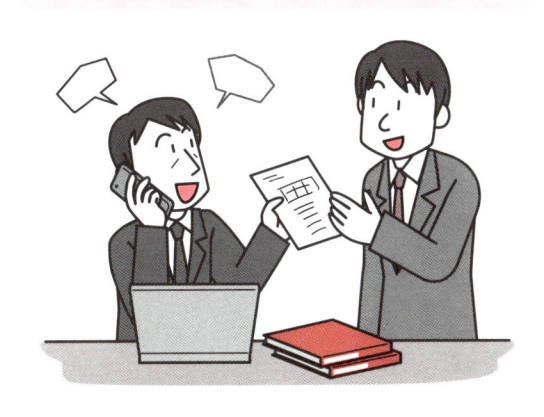

発想力・創造力が向上

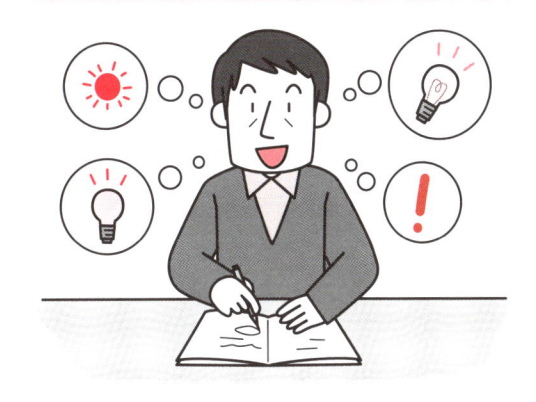

人とのコミュニケーション能力UP

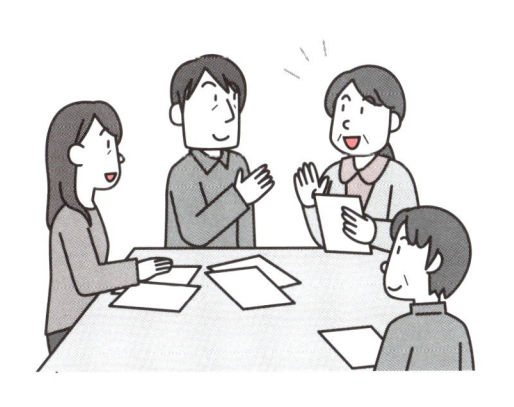

家事・料理を効率化できる

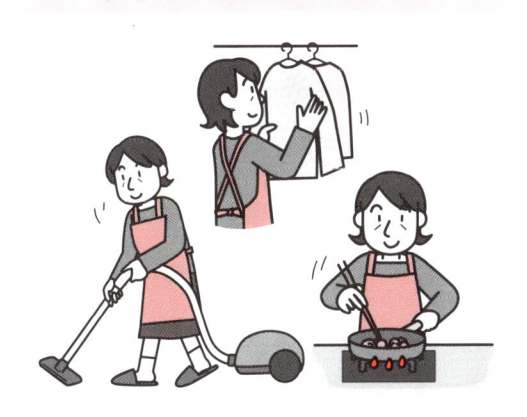

目標時間	かかった時間	正答数
15分	分　秒	／1

▶すでに入っている漢字をヒントにピースをマスにそのままの向きではめ、クロスワードを完成させましょう。ただし使わないピースが1つあります。

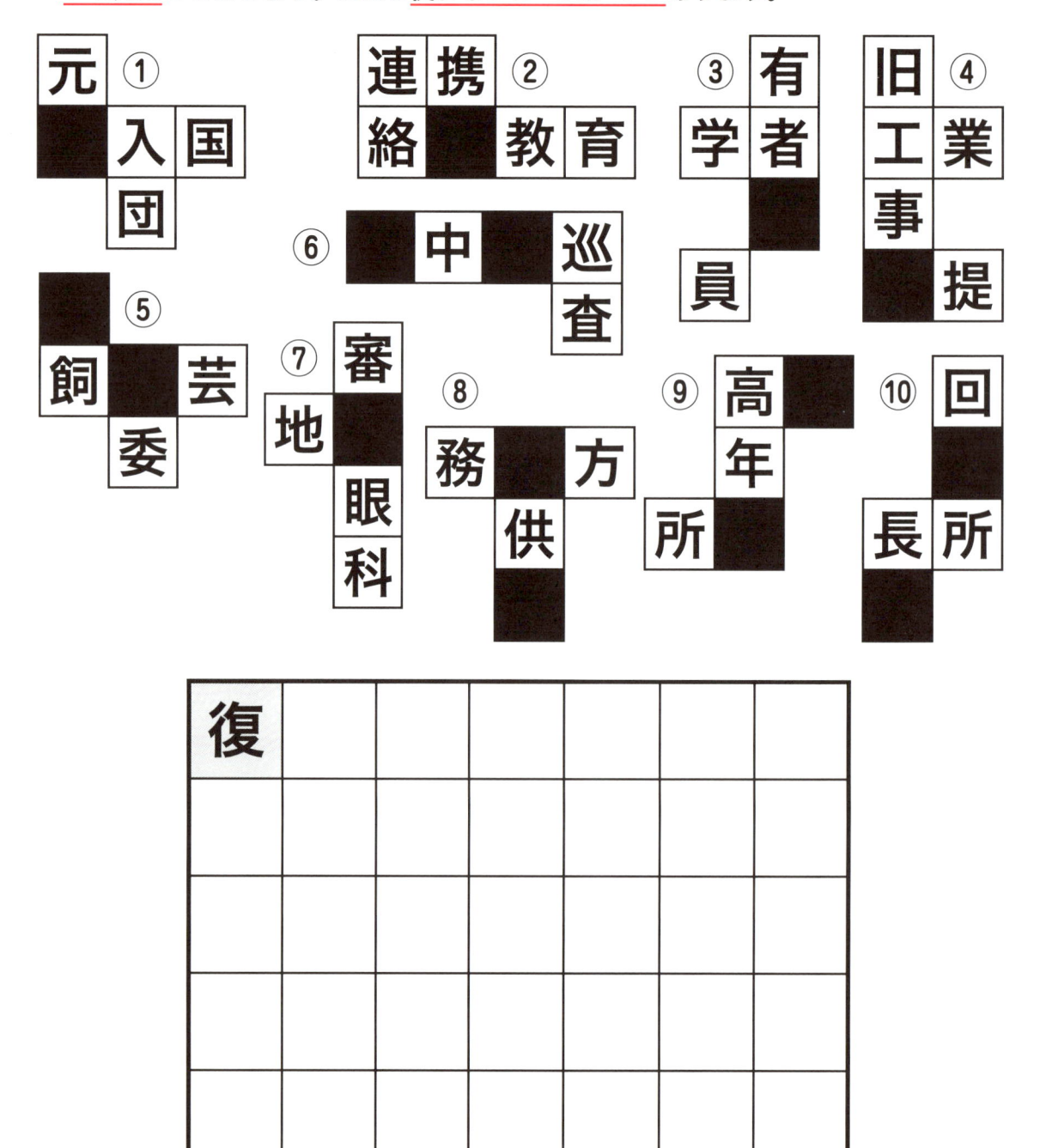

Q2 長い迷路 ▶試行錯誤がおもしろい！

▶スタートからゴールまで進みましょう。

↓ スタート

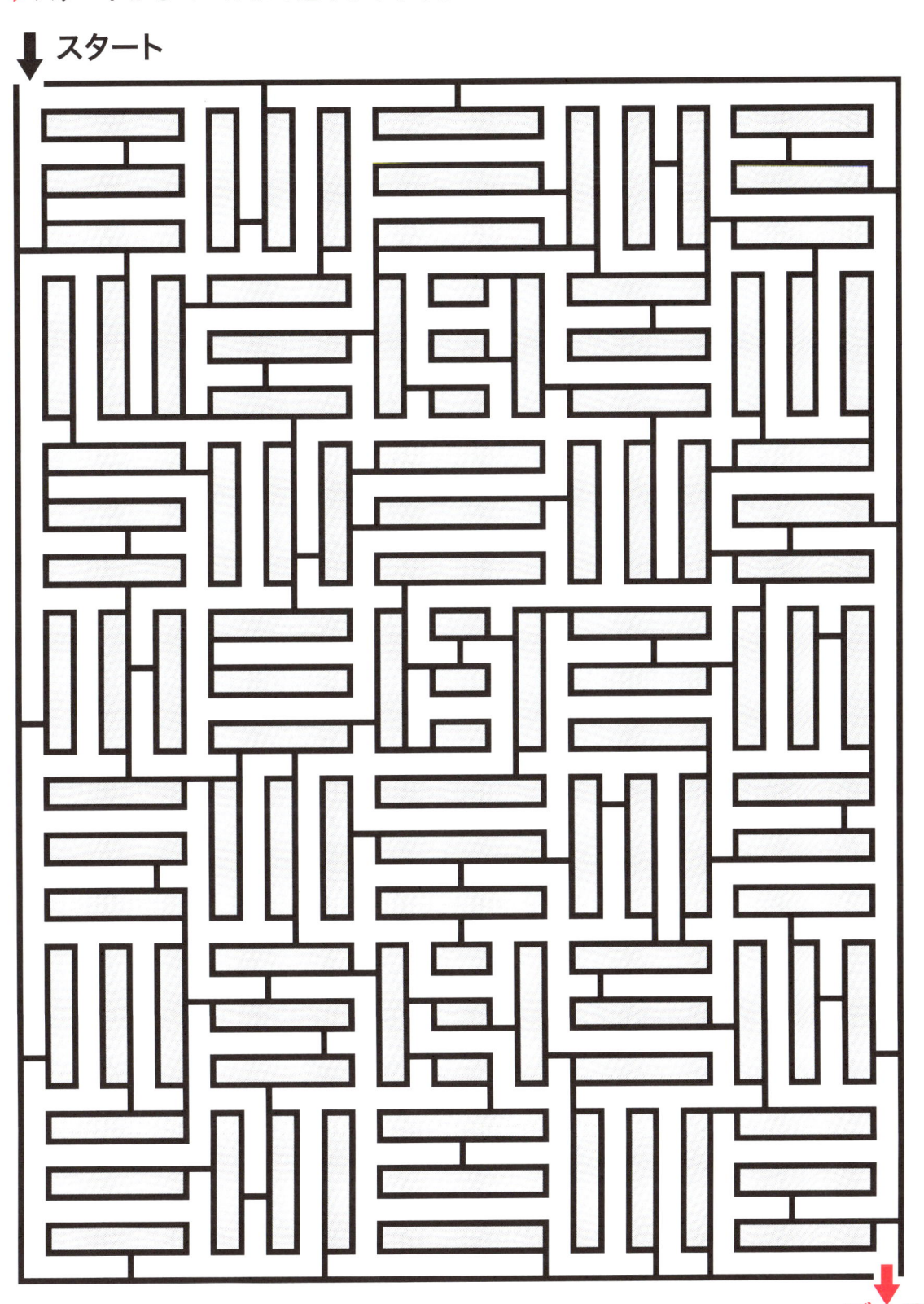

ゴール

▶ 絵にならないピースや絵と違うピースが3つあります。これらを探しましょう。

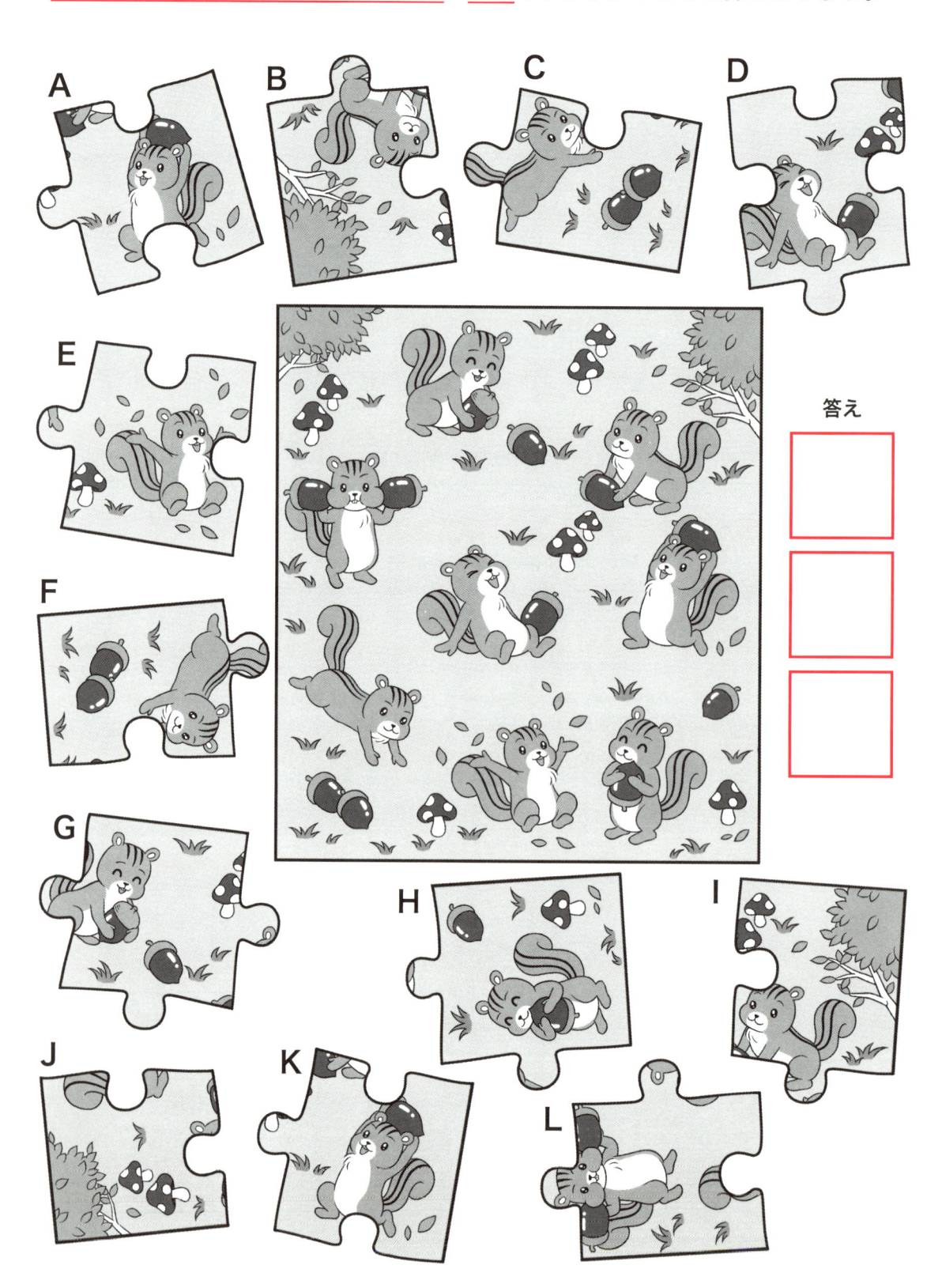

答え

Q4 フルーツ記憶計算

▶ 絵の数字を 20 秒で覚えましょう。覚えたら手や紙でかくして絵の数字で計算しましょう（例： 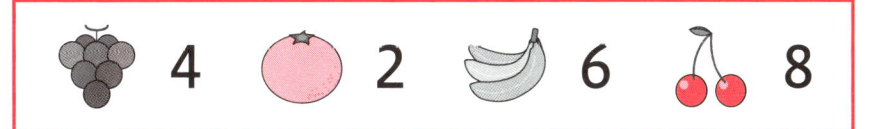 は 24 です）。覚えた数字を最初に振ってから計算してもＯＫです。

🍇 4 🍊 2 🍌 6 🍒 8

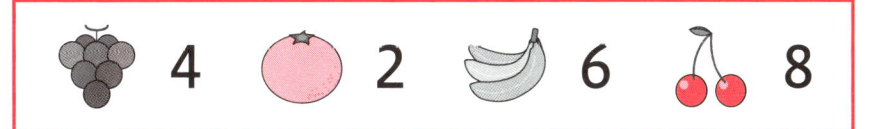

1 　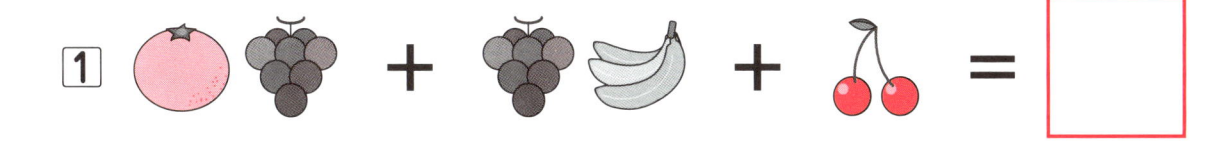 ＋ 🍇🍌 ＋ 🍒 ＝ 　□

2 　🍌 ＋ 🍒🍇 − 🍒 ＝ 　□

3 　🍒🍊 − 🍇🍒 ＋ 🍌 ＝ 　□

4 　🍊🍊 − 🍇 ＋ 🍒🍌 ＝ 　□

5 　🍇🍒 − 🍊🍌 − 🍇 ＝ 　□

6 　🍌🍇 ＋ 🍒🍌 − 🍒 ＝ 　□

7 　🍌 ＋ 🍇🍊 − 🍊🍇 ＝ 　□

8 　🍊🍌 ＋ 🍌🍒 − 🍇 ＝ 　□

9

▶ 三字熟語の読みのカタカナがバラバラになっています。正しい読み方に並べ替え、リストの漢字を使って三字熟語を完成させましょう。

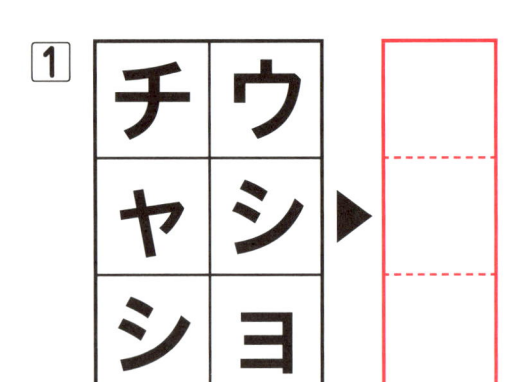

1　チ／ウ／チャ／シ／シ／ョ ▶

2　イ／ジ／セ／キ／ウ／ョ ▶

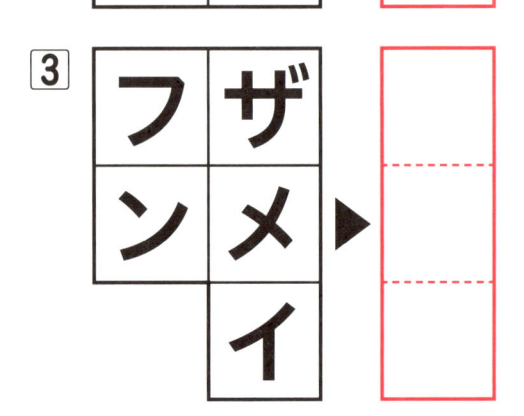

3　フ／ザ／ン／メ／イ ▶

4　セ／ウ／ュ／シ／ト／ン ▶

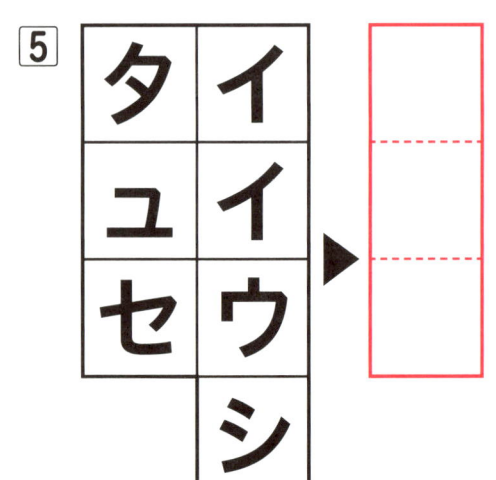

5　タ／イ／ュ／イ／セ／ウ／シ ▶

6　リ／ザ／ミ／ド／カ ▶

リスト
符　戦　鶏　者　成　旗　免　大　投
風　条　手　聴　星　集　見　視　罪

▶ 4種の菓子（ 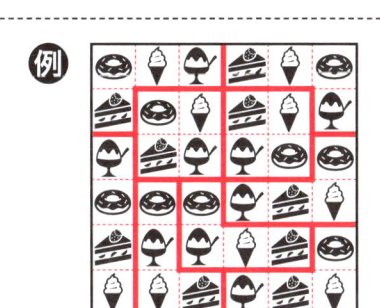 ）が1つずつ入るように、線を引いて全体を9つのブロックに分けましょう。

例

同じ絵がタテかヨコに並ぶ所は、その間に境界線が入ることをヒントに、全体を9つに区切ります。

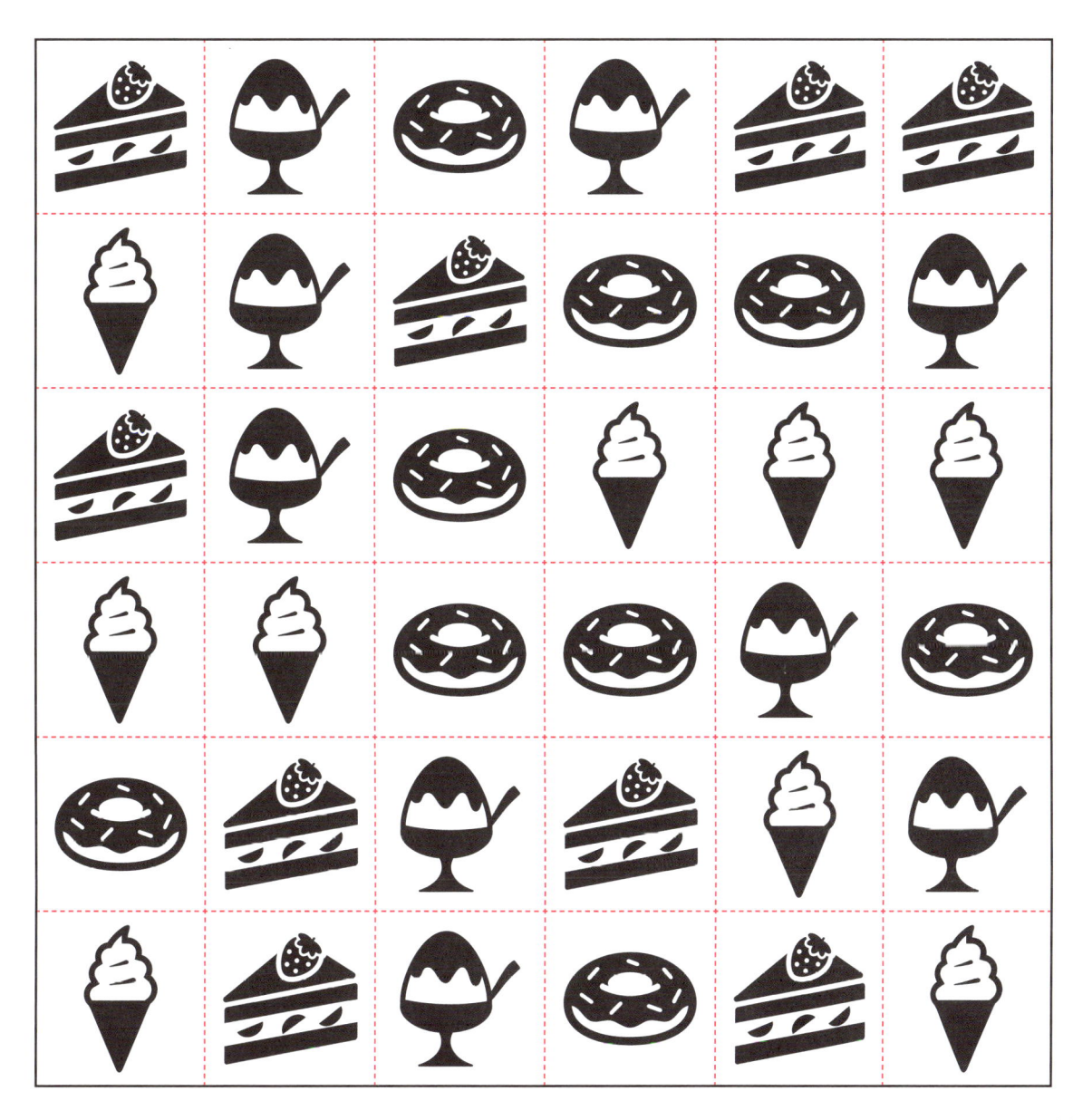

Q7 タテヨコ熟語

▶ヨコに二字熟語が4つ、タテに四字熟語が1つできるように、リストから漢字を選んで入れましょう。

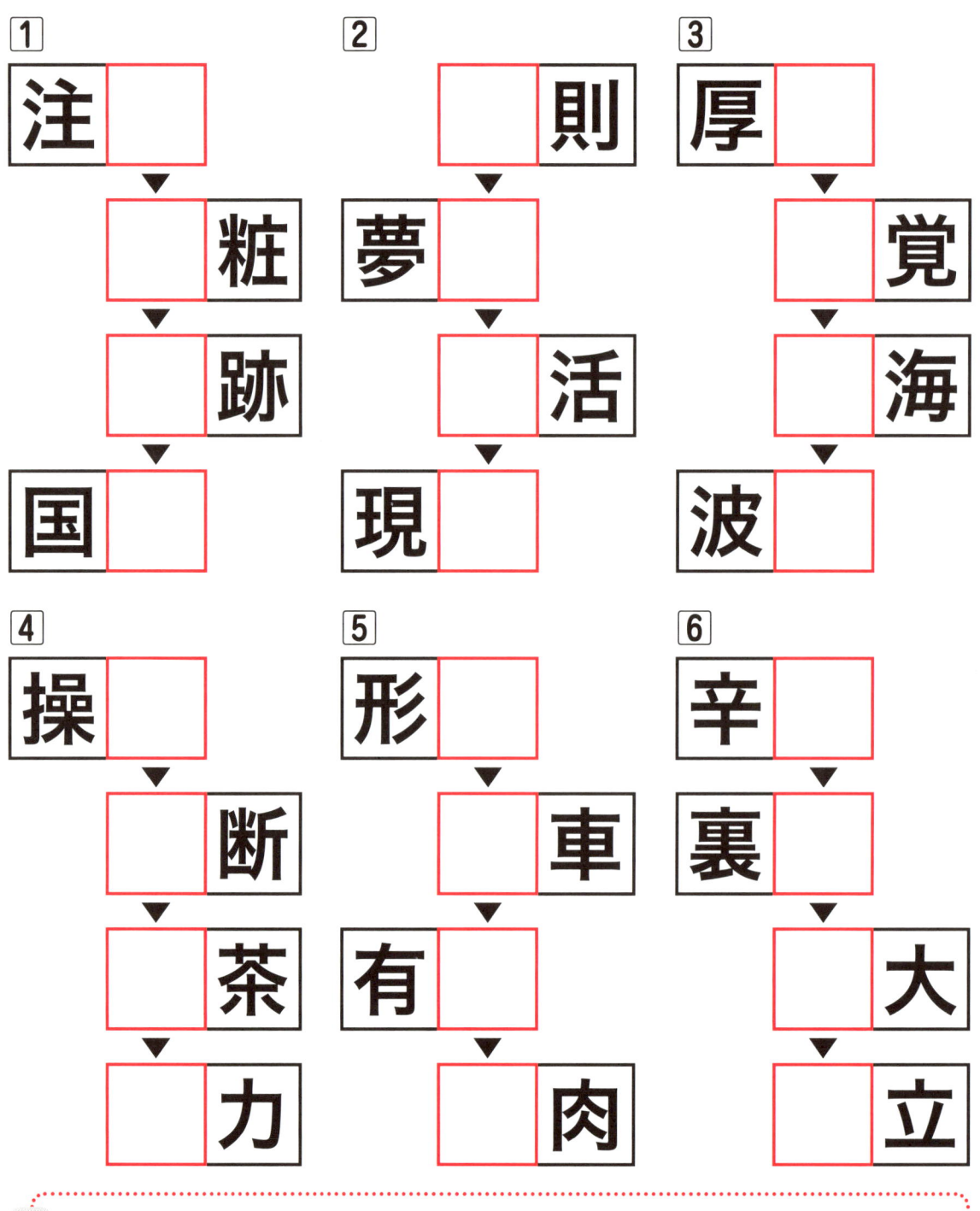

① 注□ ／ □粧 ／ □跡 ／ 国□

② □則 ／ 夢□ ／ □活 ／ 現□

③ 厚□ ／ □覚 ／ □海 ／ 波□

④ 操□ ／ □断 ／ 茶□ ／ □力

⑤ 形□ ／ □車 ／ 有□ ／ □肉

⑥ 辛□ ／ 裏□ ／ □大 ／ □立

リスト　産 尽 味 横 倒 効 文 幻 長 在 絶 無
　　　　腹 変 相 深 縦 自 化 抱 遺 乗 意 果

Q8 6×6ナンプレ

目標時間	かかった時間	正答数
25分	分　秒	/3

▶タテ・ヨコの6つの列と、太い線の2×3のブロックの中に1〜6の数字が1つずつ入るように、あてはめましょう。基本ルールのほか、解き方応用編の95ページも参考にしましょう。

1

3			5	4	
	2				3
			4		
5		6		3	
		4			5
2			1		

基本ルール

	2				5
5		1			
				1	6
5		1		4	
		2		5	
4			6		

タテ列

1	2	4	3	6	5
3	5	6	1	2	4
2	4	3	5	1	6
5	6	1	2	4	3
6	3	2	4	5	1
4	1	5	6	3	2

ヨコ列

6マスブロック

- タテ列、ヨコ列の6マスに1〜6の数字が1つずつ入る。
- 太い線で囲まれた6マスのブロックにも、1〜6の数字が1つずつ入る。

2

	4		3		
6		3		5	
				6	3
	5		2		
		4			5
5				4	

3

			4		2
2				4	
		6	3		
		5		6	3
3					1
		4		6	

13

▶ピースをつなぎ合わせ、三字熟語を完成させましょう。

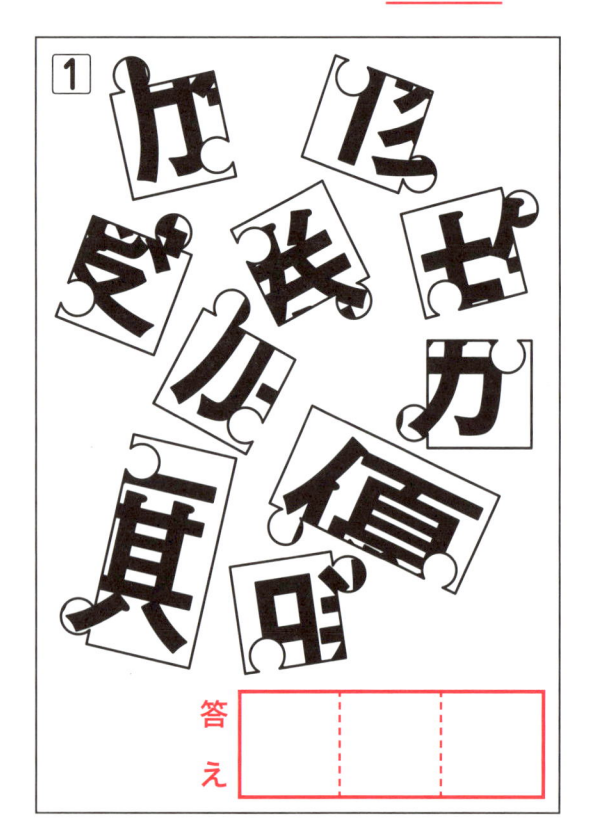

答え

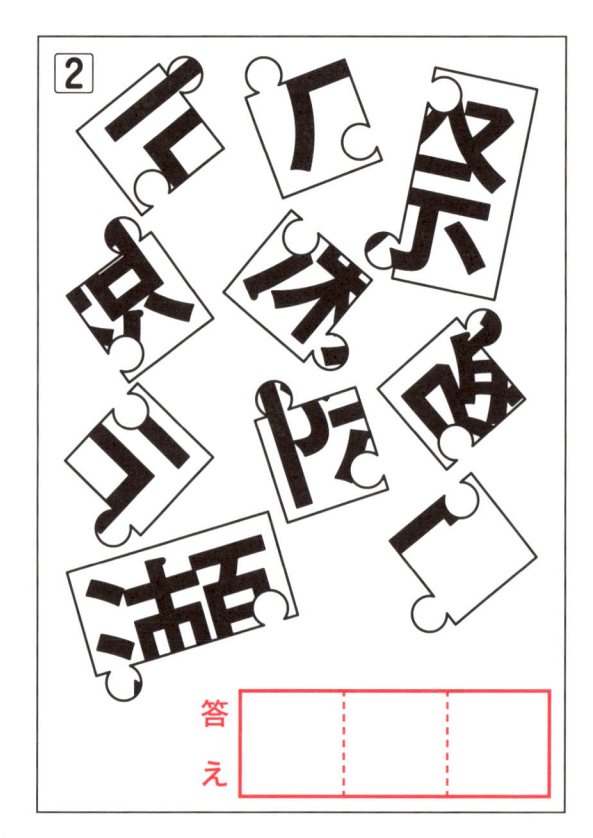

答え

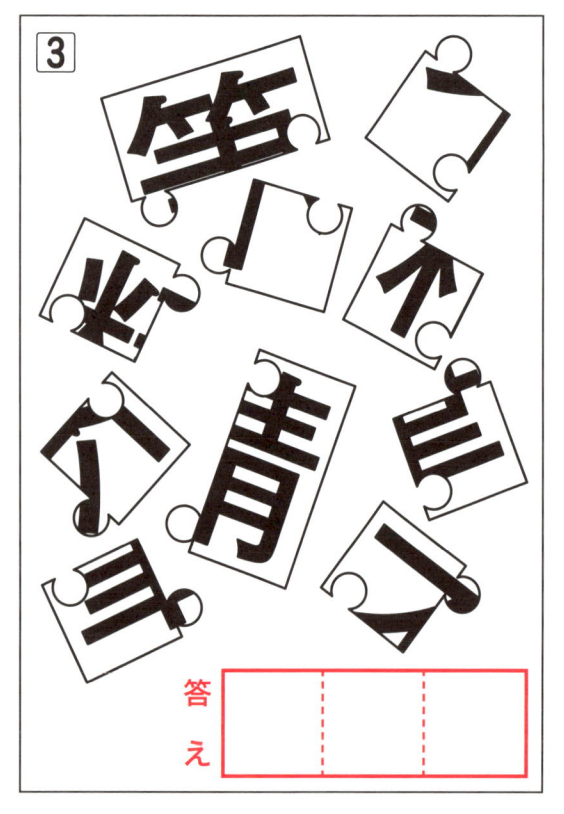

答え

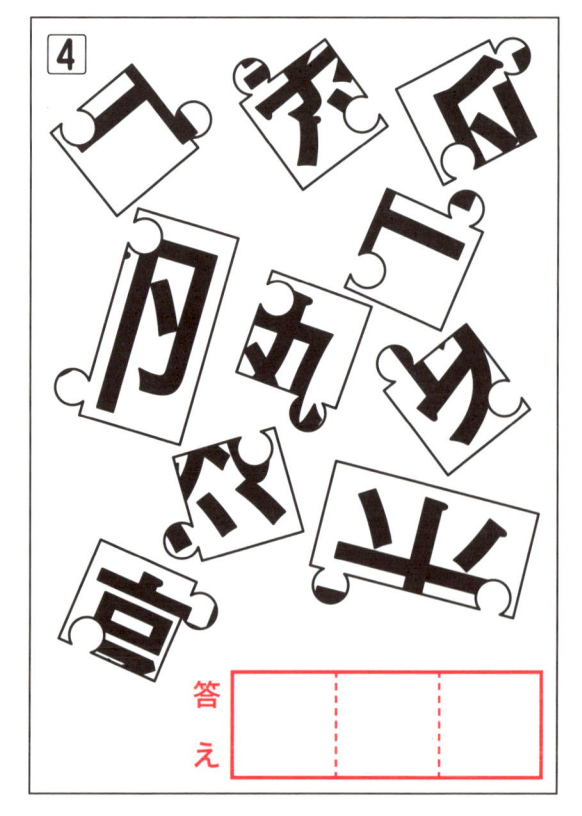

答え

▶それぞれのイラストの数を全速力で数えて答えましょう。

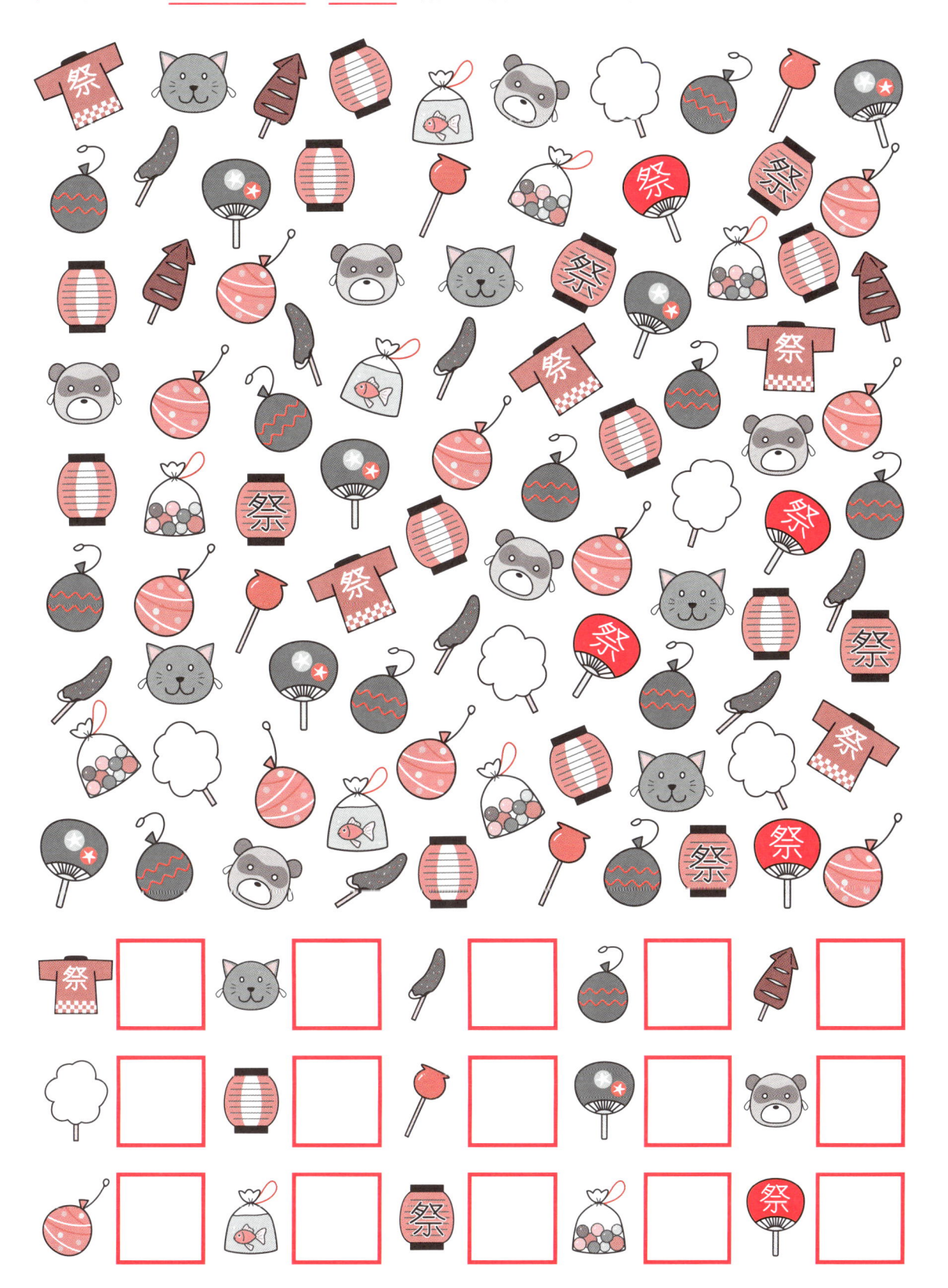

Q11 間違い探し

▶ 下の絵には 12 か所、上と違う部分があります。それを探して〇で囲みましょう。

間違い
12か所

正

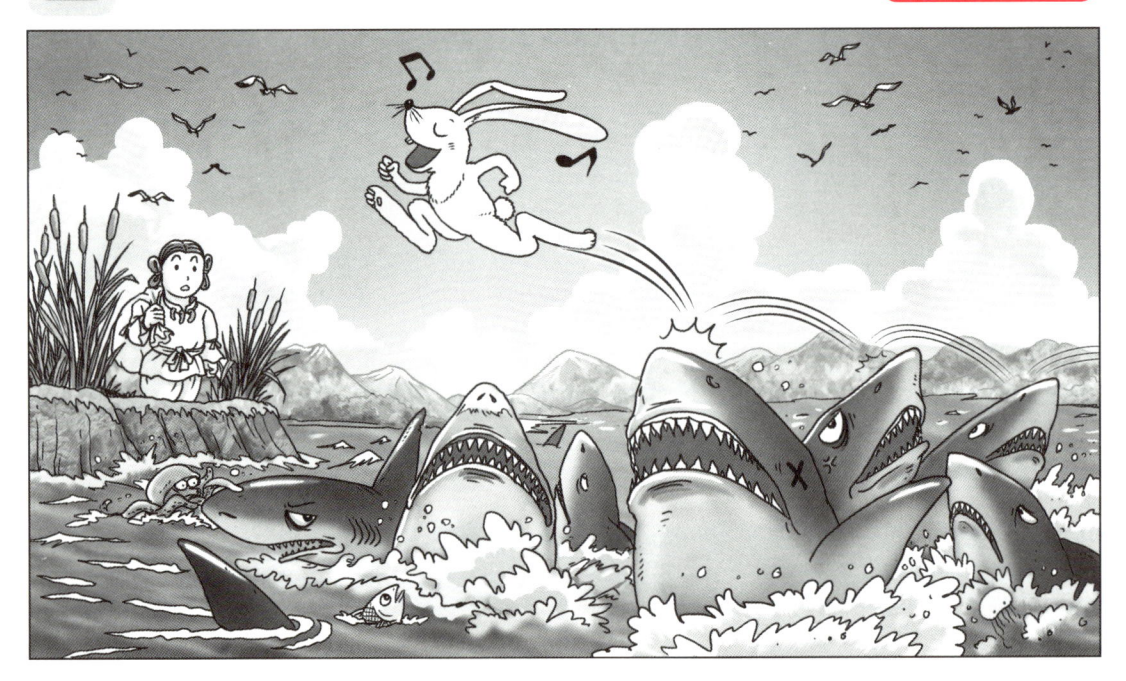

誤

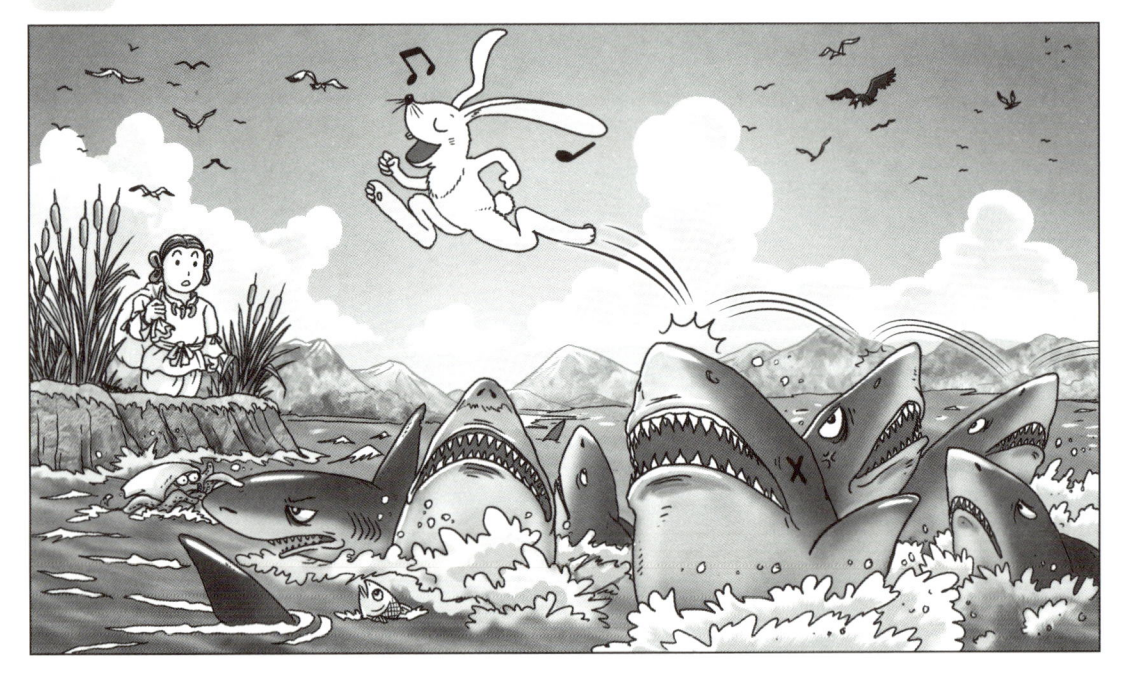

▶ 4つのパーツの中から3つを使って漢字1字をつくり、二字熟語を完成させましょう。

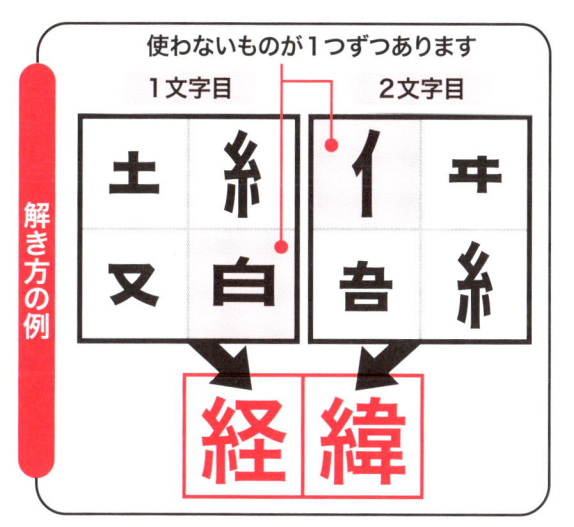

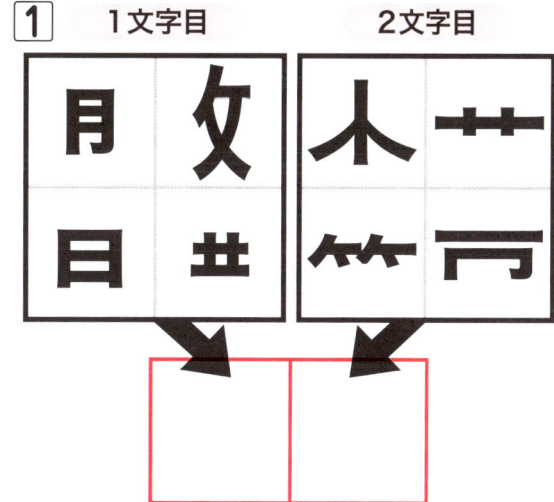

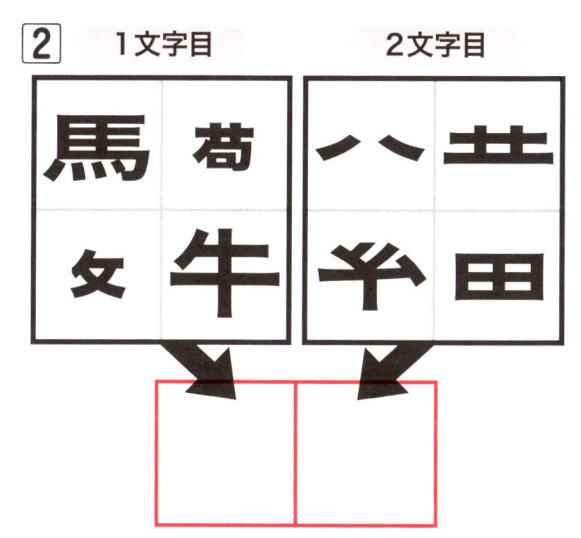

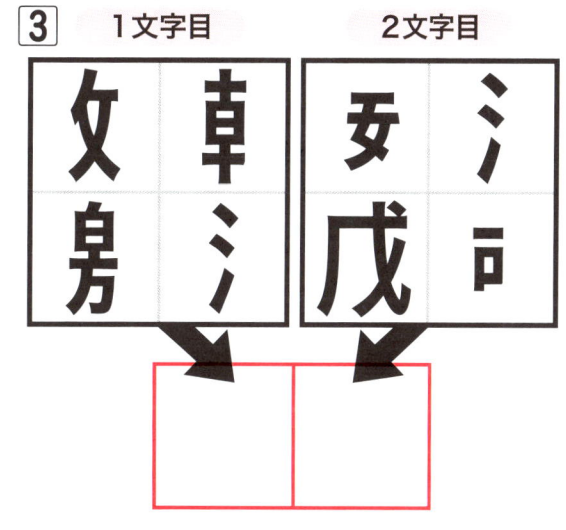

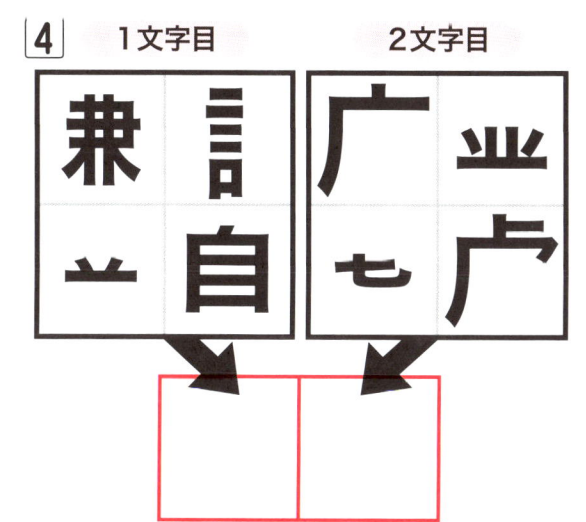

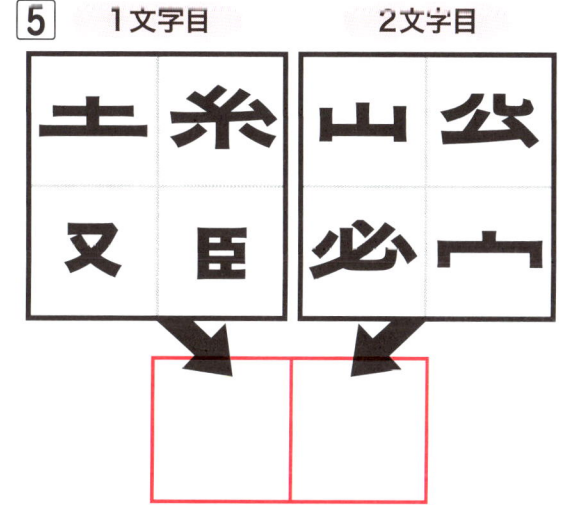

▶数字の 1 ～ 191 まで、できるだけ速く線をつなぎましょう。

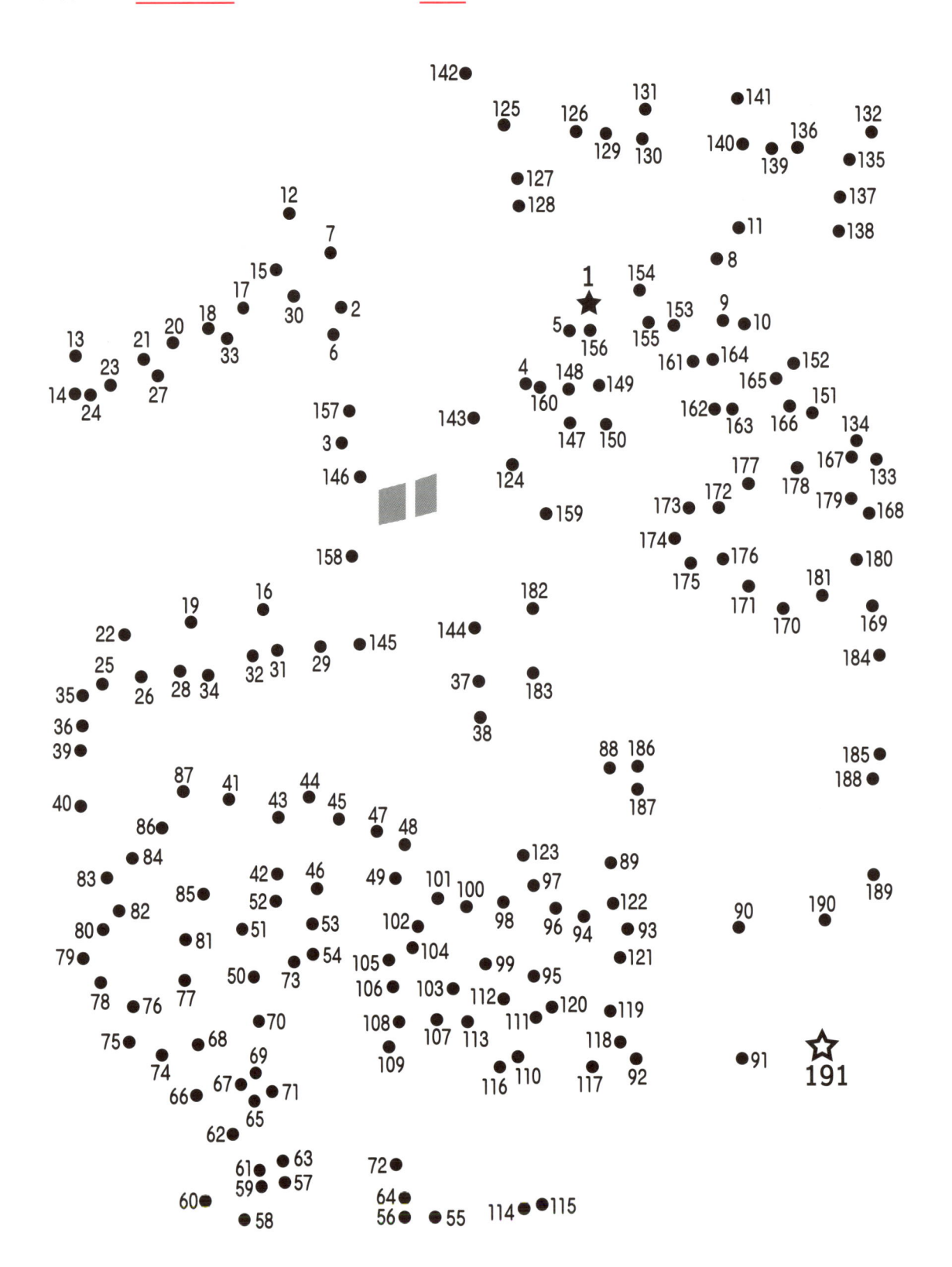

▶二字熟語、三字熟語、四字熟語、五字熟語がタテに合計7コ並んでいます。
リストの字をマスに入れて熟語を完成させましょう。

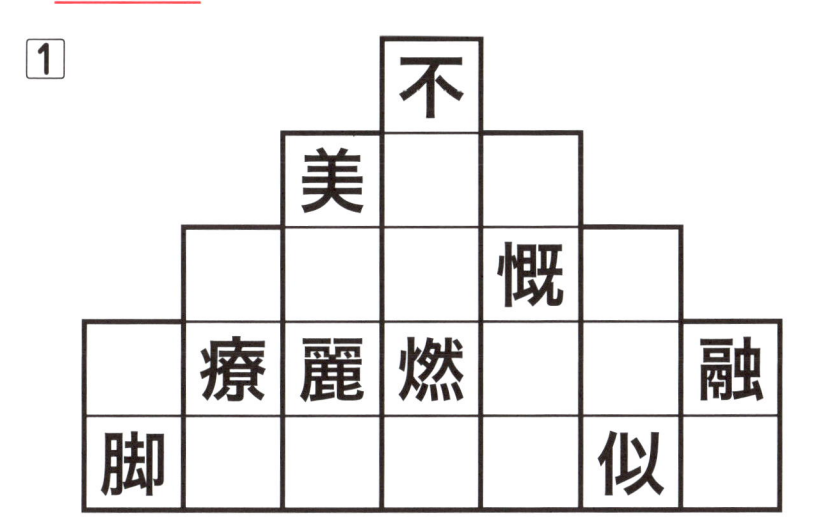

1

（マス内の字）不／美／慨／療 麗 燃 融／脚 似

リスト

句　通　治
焼　完　量
辞　感　猿
荒　全　無
　　真　健

2

（マス内の字）安 嘩／突／無 古 成 桂 快／事

リスト

猛　月　穏
喧　猪　敗
鳥　閑　進
両　難　挙
　　冠　無

3

（マス内の字）戸 一／内／爛 会 尾／進 尽 報

リスト

朗　打　慶
服　議　端
網　躍　漫
井　真　燕
　　弁　天

Q15 違うトランプ

▶トランプの絵の中に **1 つだけ違うもの**があります。それを探して〇で囲みましょう。

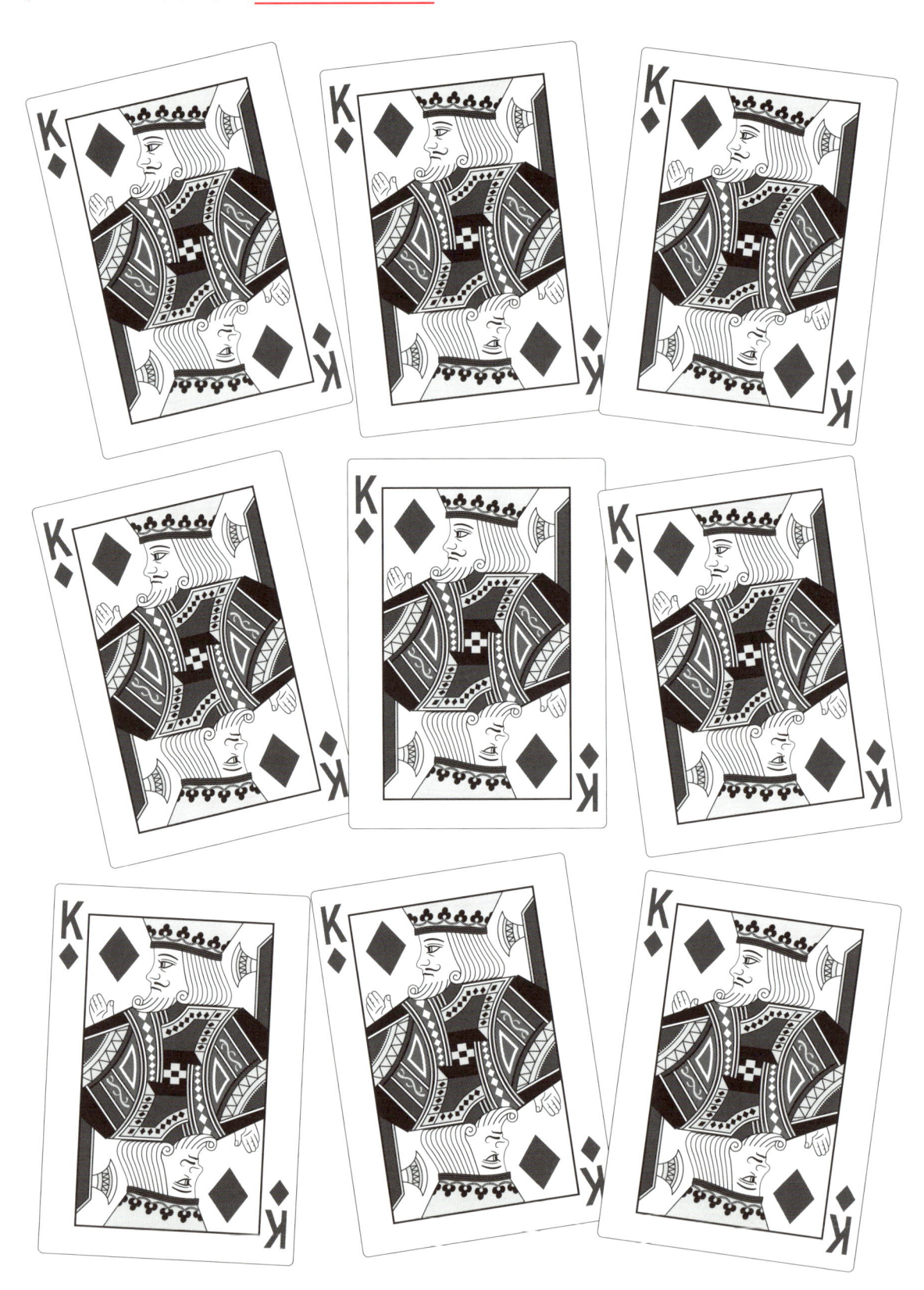

▶マスにある漢字2つをヒントに<u>回転させずに</u>ピースをはめ込み、<u>四字熟語をタテ</u>に10コ完成させましょう。

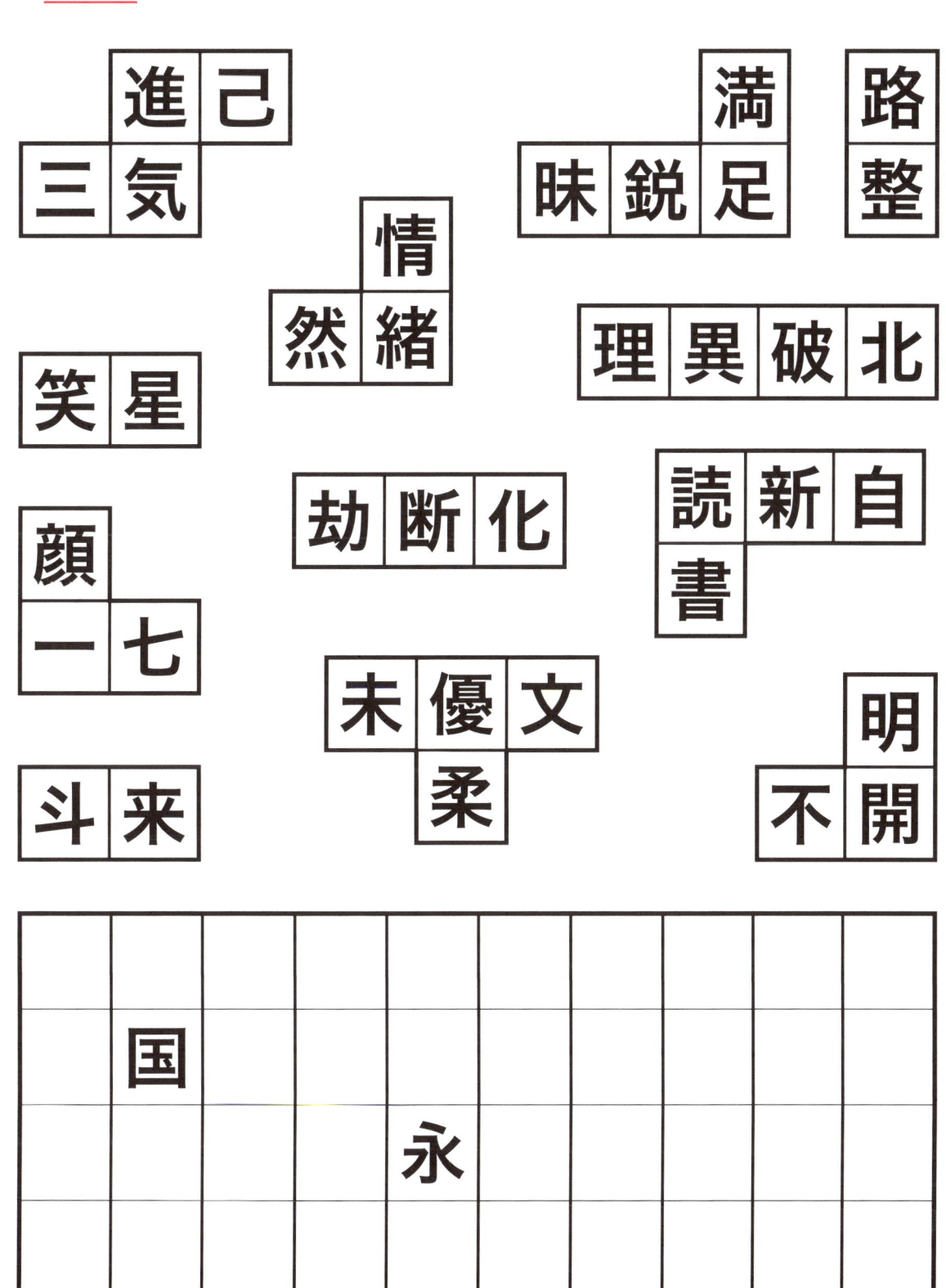

▶漢数字と算用数字で書かれた<u>1から50までの中で</u>、<u>ない数字を全速力で5つ見つけて算用数字で答えましょう。</u>（一〇＝10、十一＝11、二一＝21です。）

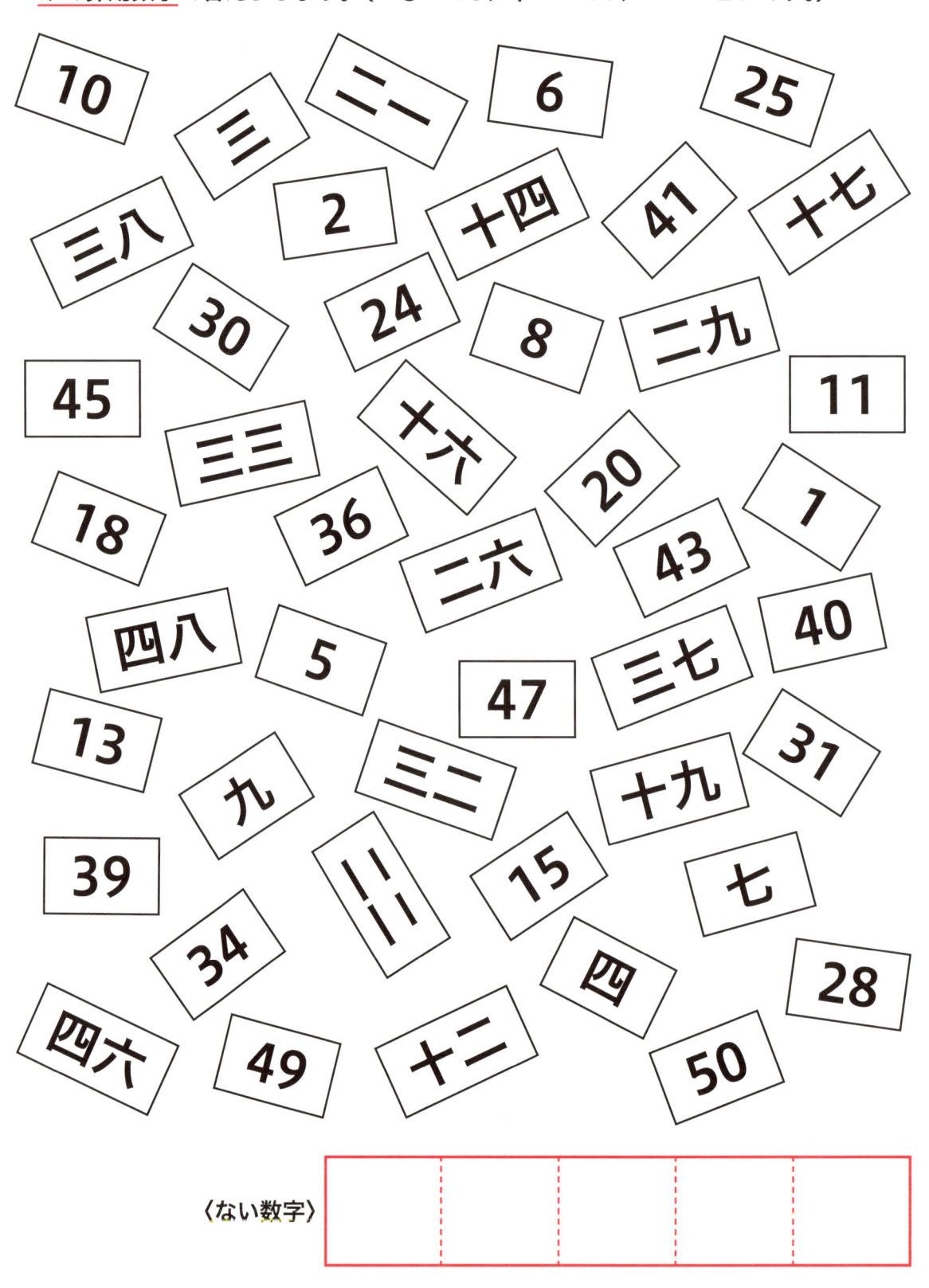

〈ない数字〉

▶A〜Dのリストから1文字ずつ選び、A〜Dのマスに入れて四字熟語10コを完成させましょう。リストの字は1回ずつすべて使います。

リスト

A

開	一
奇	大
名	海
付	意
臨	和

B

風	奇
機	洋
口	和
外	挙
誉	気

C

呂	雷
旅	折
投	挽
両	一
怪	応

D

怪	番
行	衷
回	敷
得	同
変	合

1

A	B	C	D

2

A	B	C	D

3

A	B	C	D

4

A	B	C	D

5

A	B	C	D

6

A	B	C	D

7

A	B	C	D

8

A	B	C	D

9

A	B	C	D

10

A	B	C	D

▶すでに入っている漢字をヒントにピースをマスにそのままの向きではめ、**クロスワードを完成させましょう**。ただし**使わないピースが1つあります**。

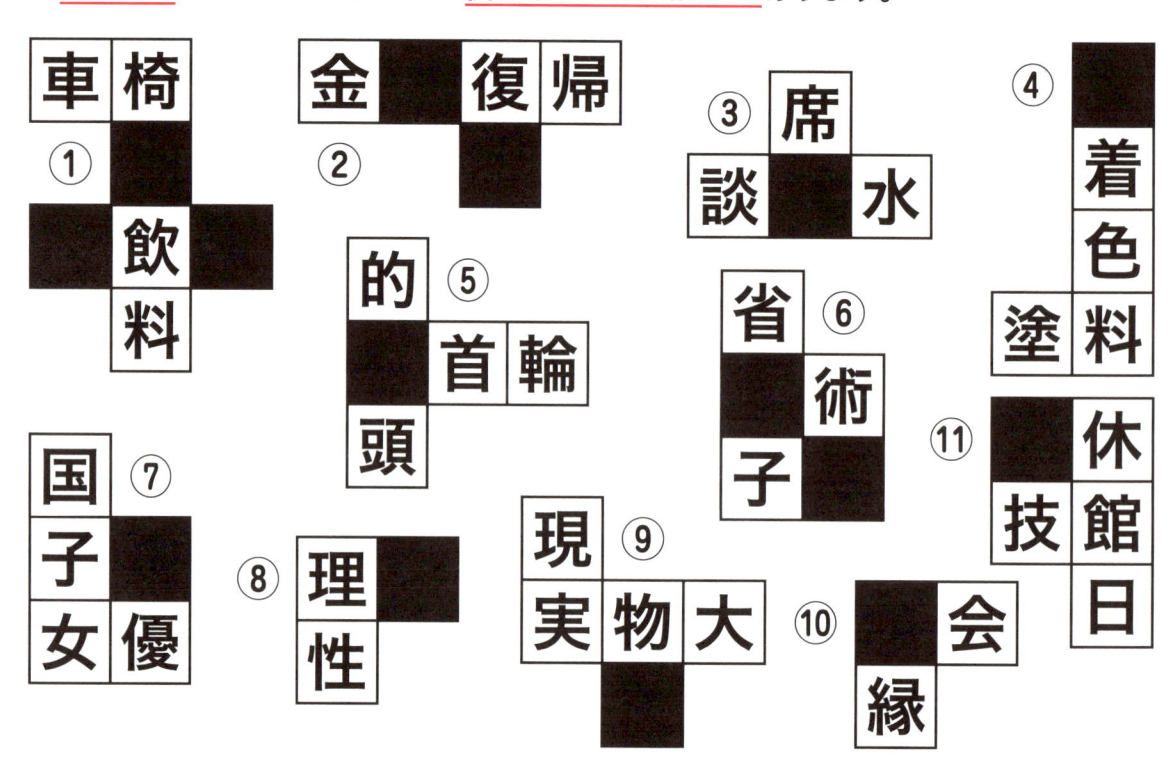

▶ 4種の菓子 (🍦🍰🍮🍩) が1つずつ入るように、線を引いて全体を9つのブロックに分けましょう。

例 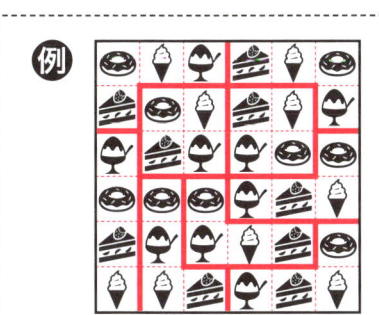 同じ絵がタテかヨコに並ぶ所は、その間に境界線が入ることをヒントに、全体を9つに区切ります。

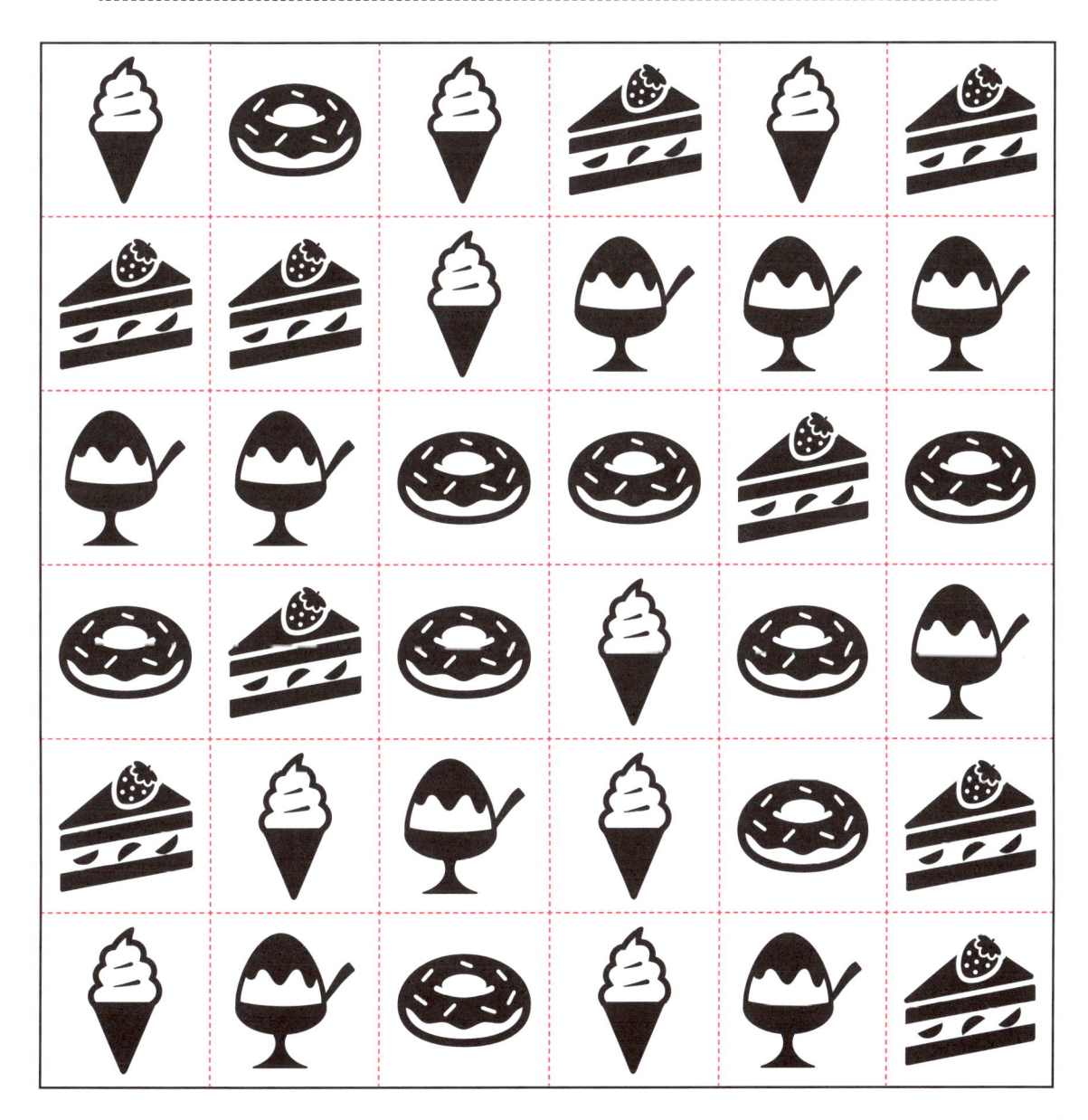

▶ 三字熟語の読みのカタカナがバラバラになっています。正しい読み方に並べ替え、
リストの漢字を使って三字熟語を完成させましょう。

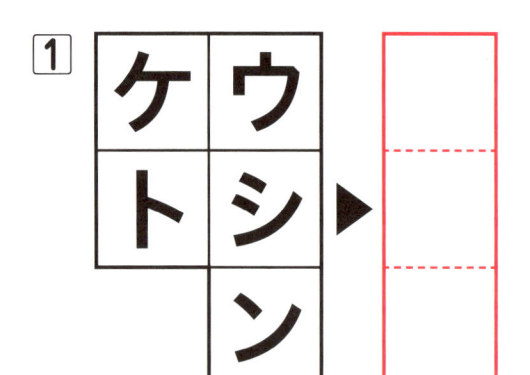

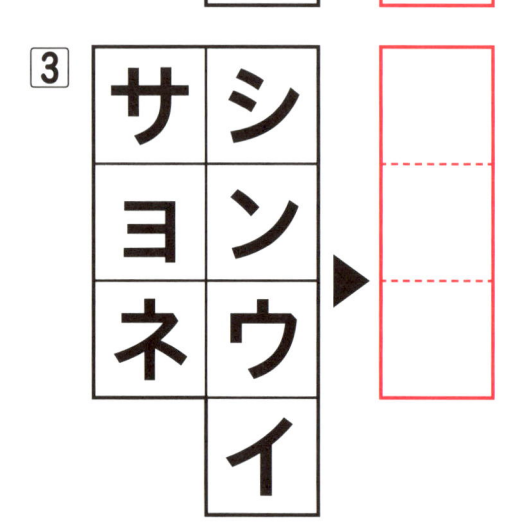

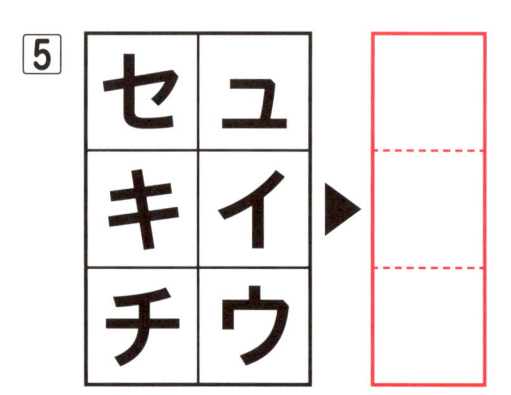

リスト

好 的 使 功 般 帰 省 年 中
労 最 景 遣 者 唐 少 一 気

Q22 合計ブロック

▶ 左右のブロックの数字の合計が同じになるようにリストから数字を選び、すべて□に書きましょう。マスに入れる数字の位置は順不同で OK。

1

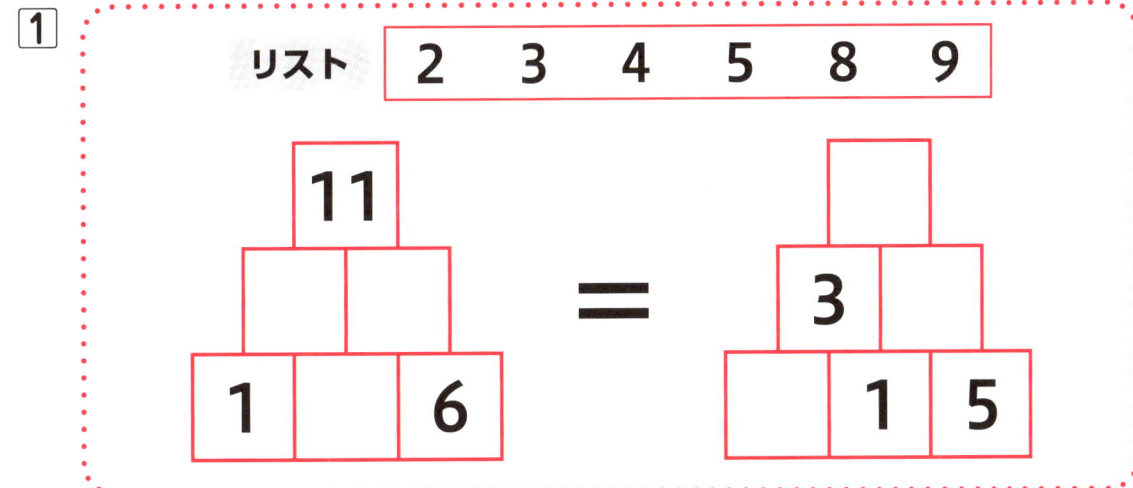

2

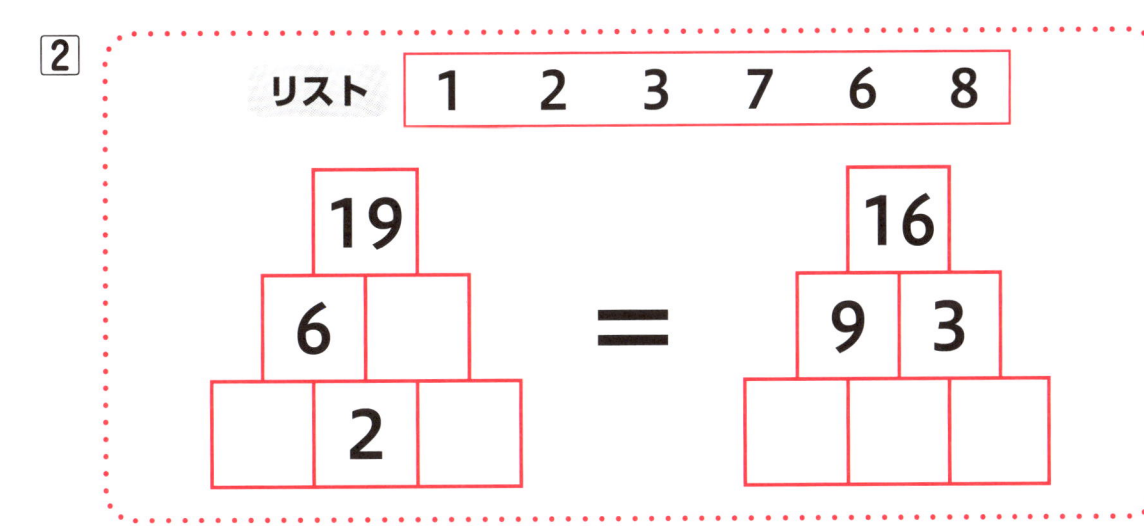

3

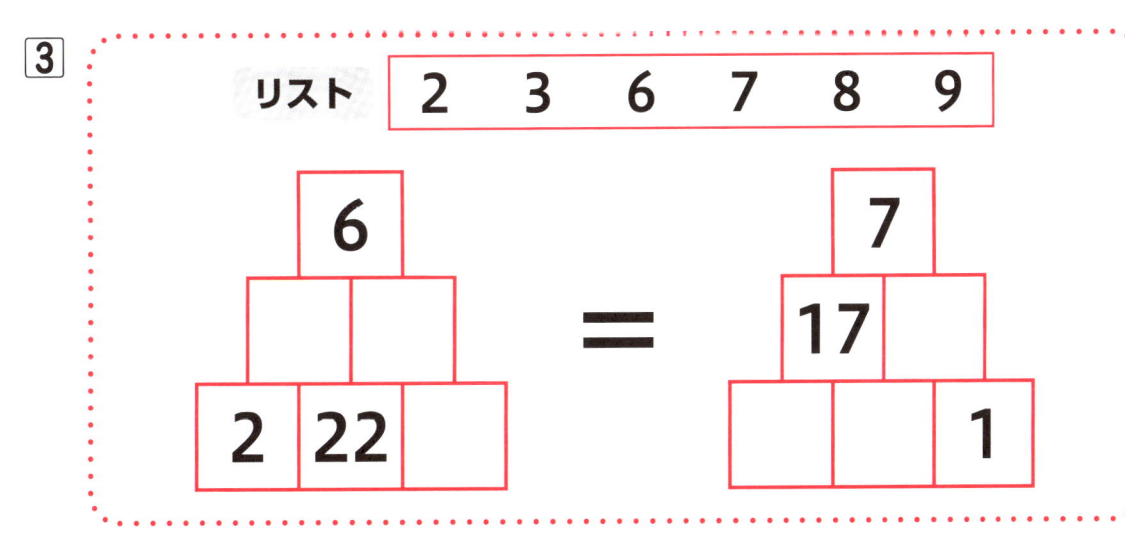

Q23 鏡絵間違い探し

▶上の絵を鏡に映したものが下の絵です。誤 の間違い9か所を探して〇で囲みましょう。

正

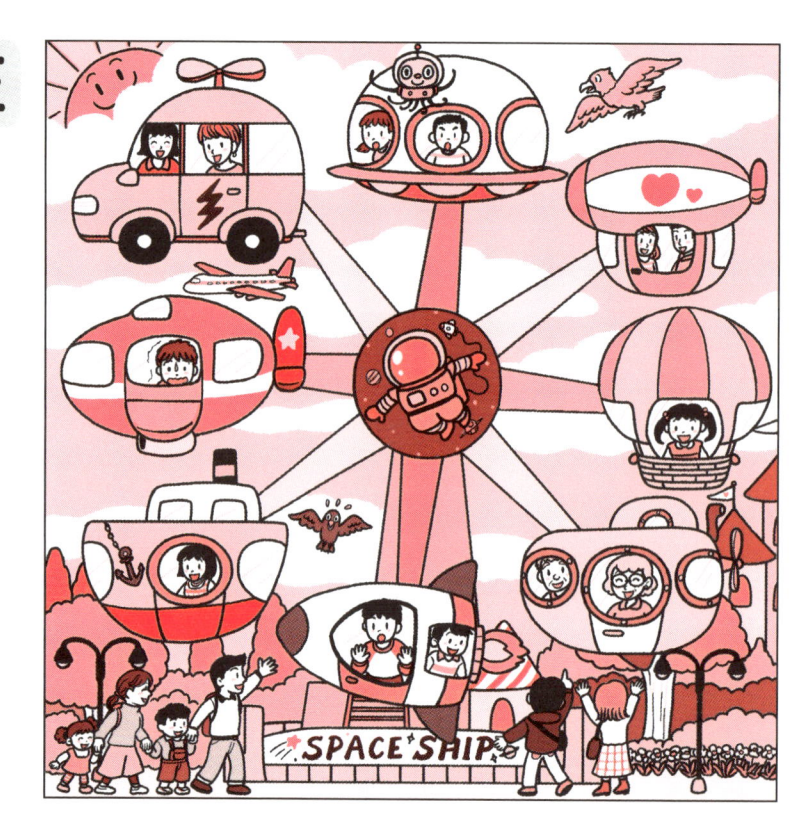

間違い
9か所

誤

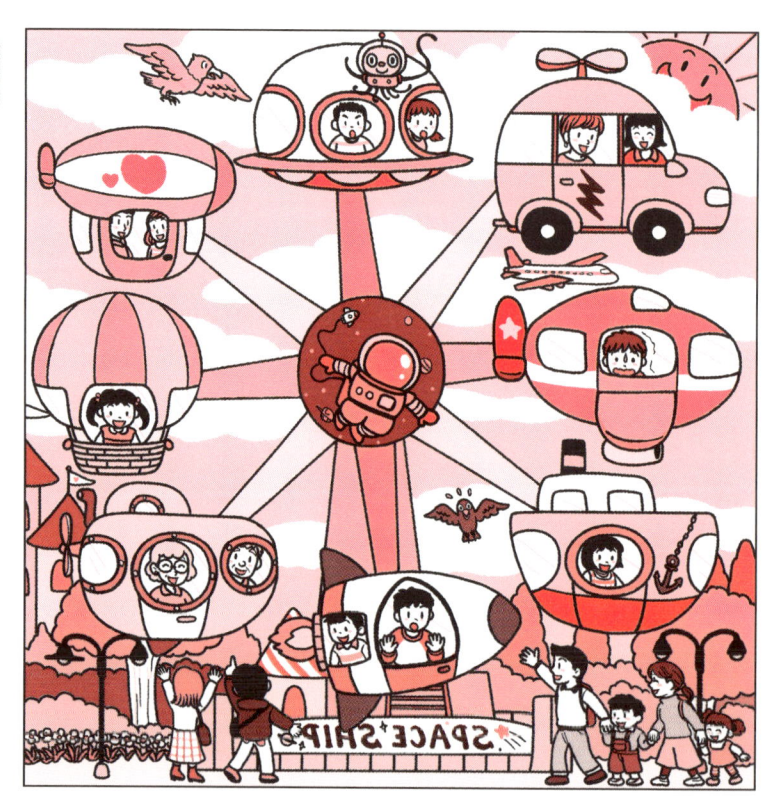

28

▶ヨコに二字熟語が4つ、タテに四字熟語が1つできるように、リストから漢字を選んで入れましょう。

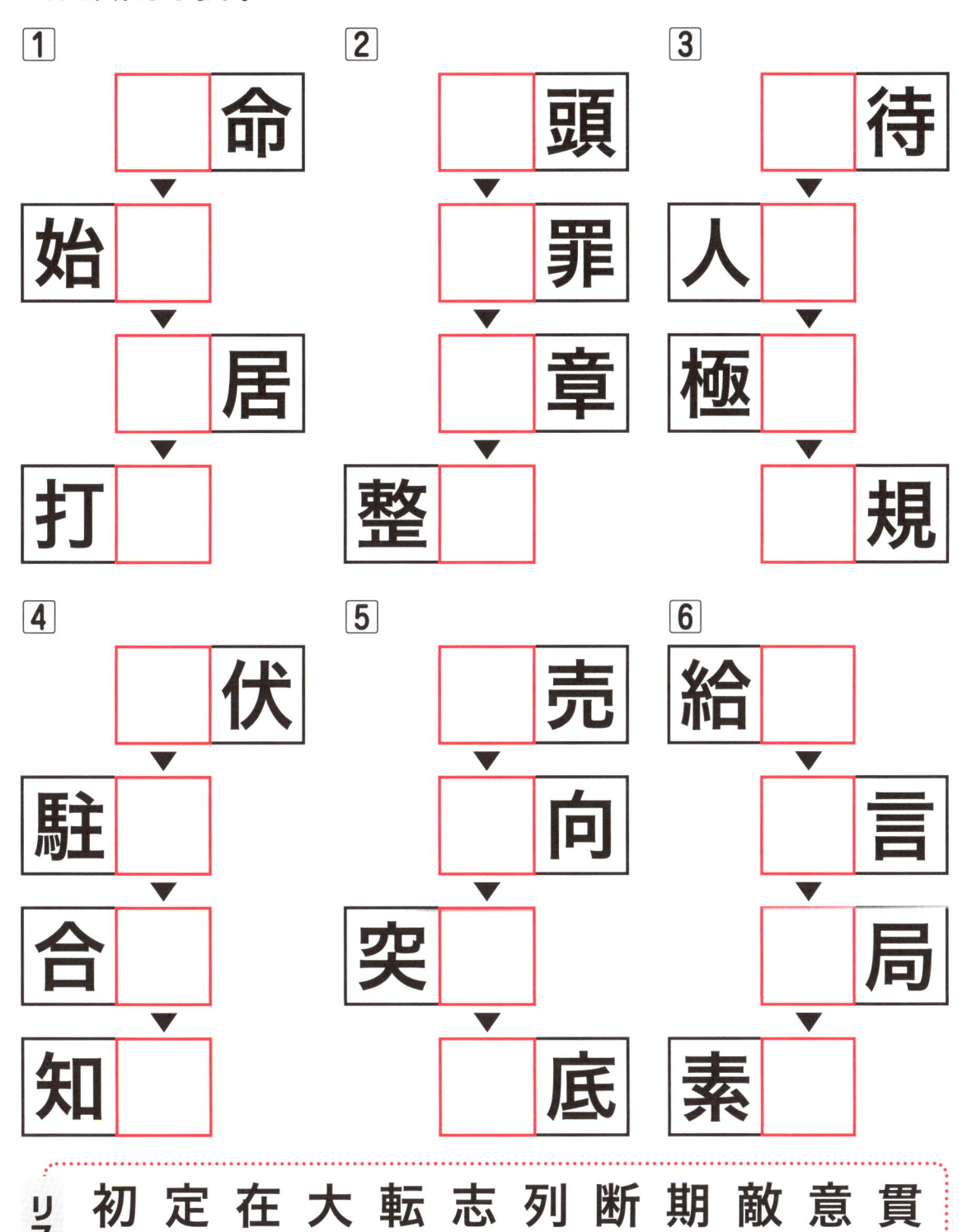

1
命
始
居
打

2
頭
罪
章
整

3
待
人
極
規

4
伏
駐
合
知

5
売
向
突
底

6
給
言
局
素

リスト
初 定 在 大 転 志 列 断 期 敵 意 貫
限 潜 年 識 末 序 徹 油 本 倒 功 間

▶スタートから数字を足しながら進み、合計がゴールの数になるよう□にあてはまる数字を答えましょう。

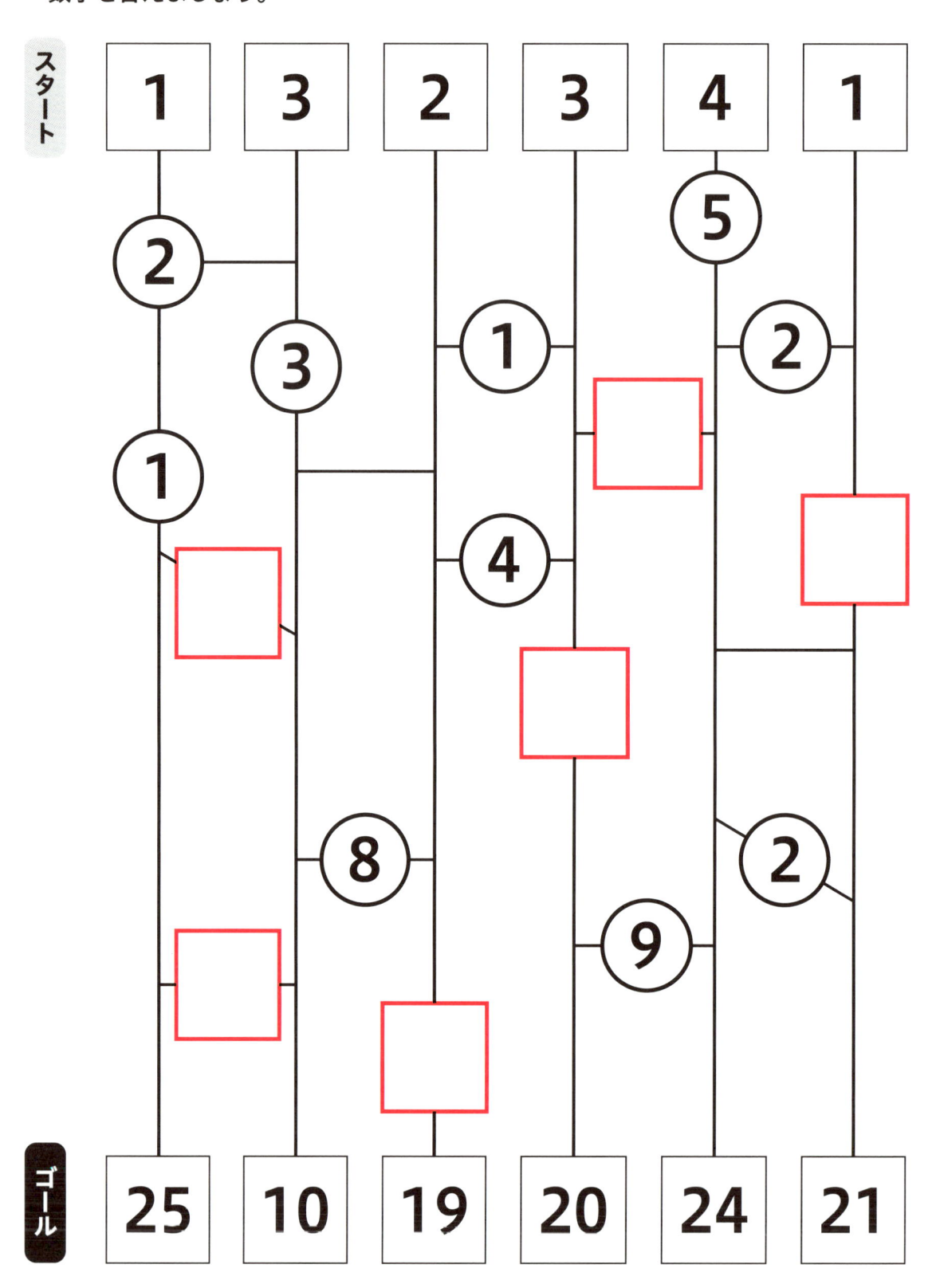

▶ 4つのパーツの中から3つを使って漢字1字をつくり、二字熟語を完成させましょう。

※解き方は17ページ。

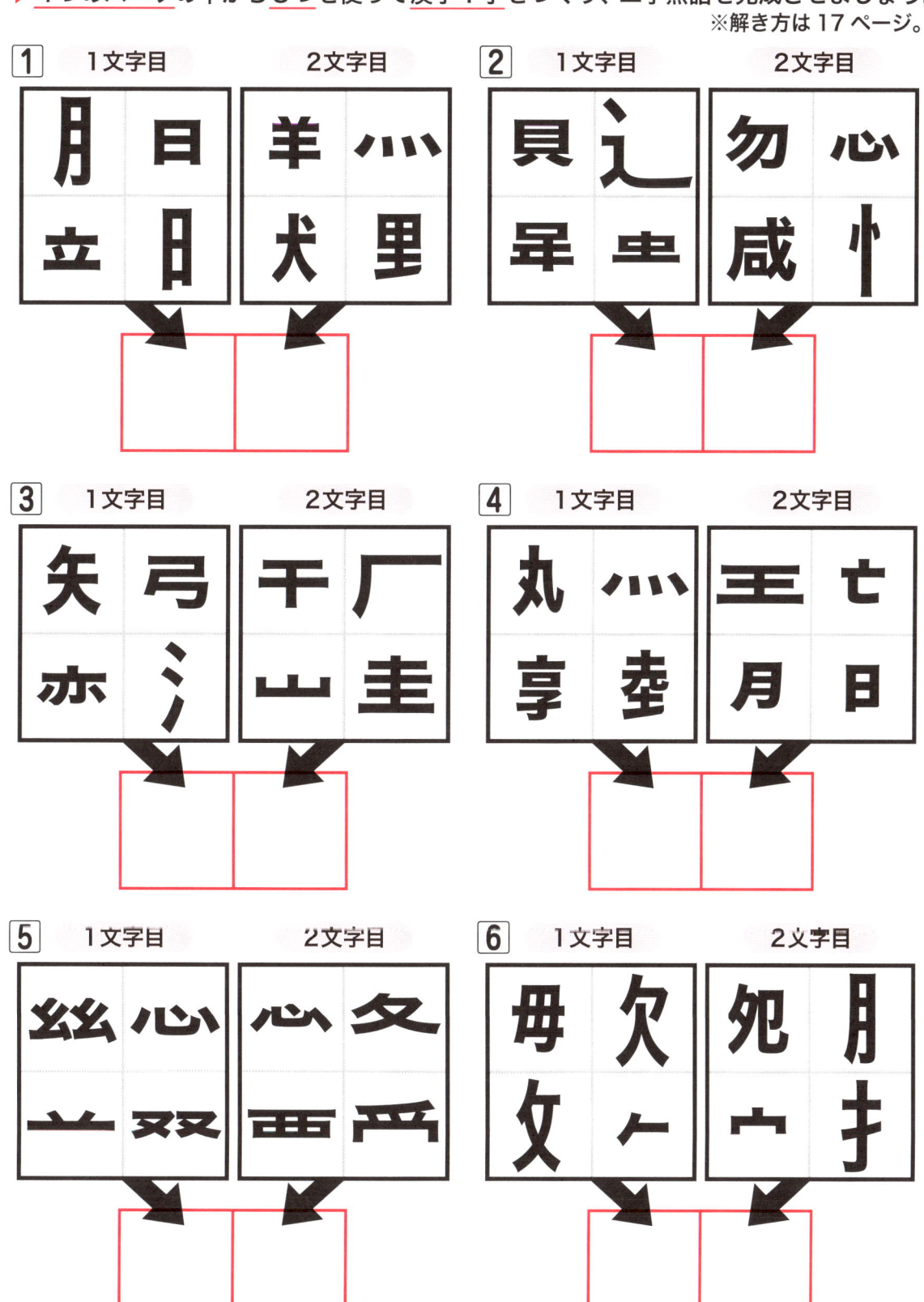

▶絵にならないピースや絵と違うピースが3つあります。これらを探しましょう。

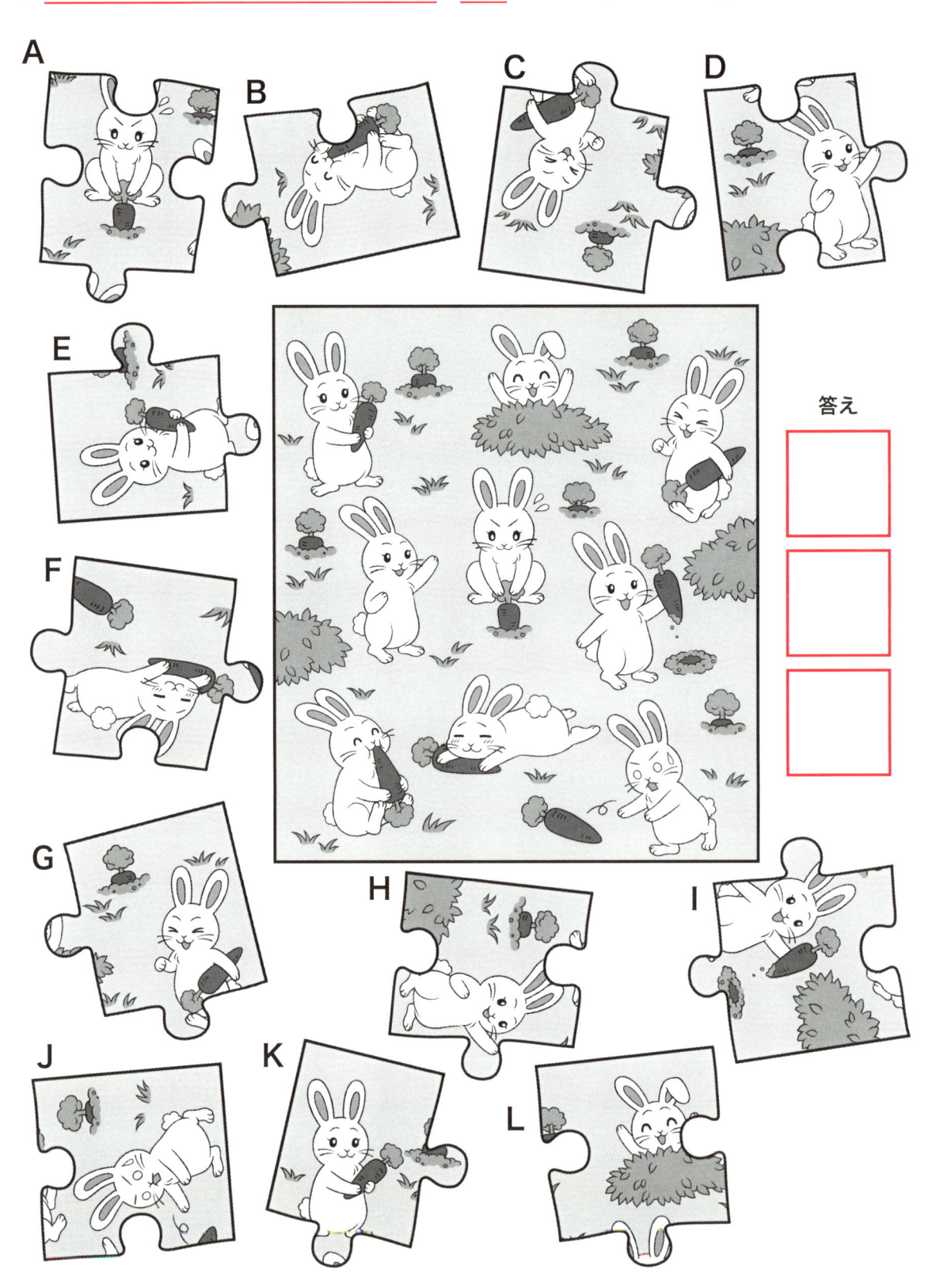

答え

Q28 ピースはめ込み四字熟語

▶ マスにある漢字2つをヒントに回転させずにピースをはめ込み、四字熟語をタテに10コ完成させましょう。

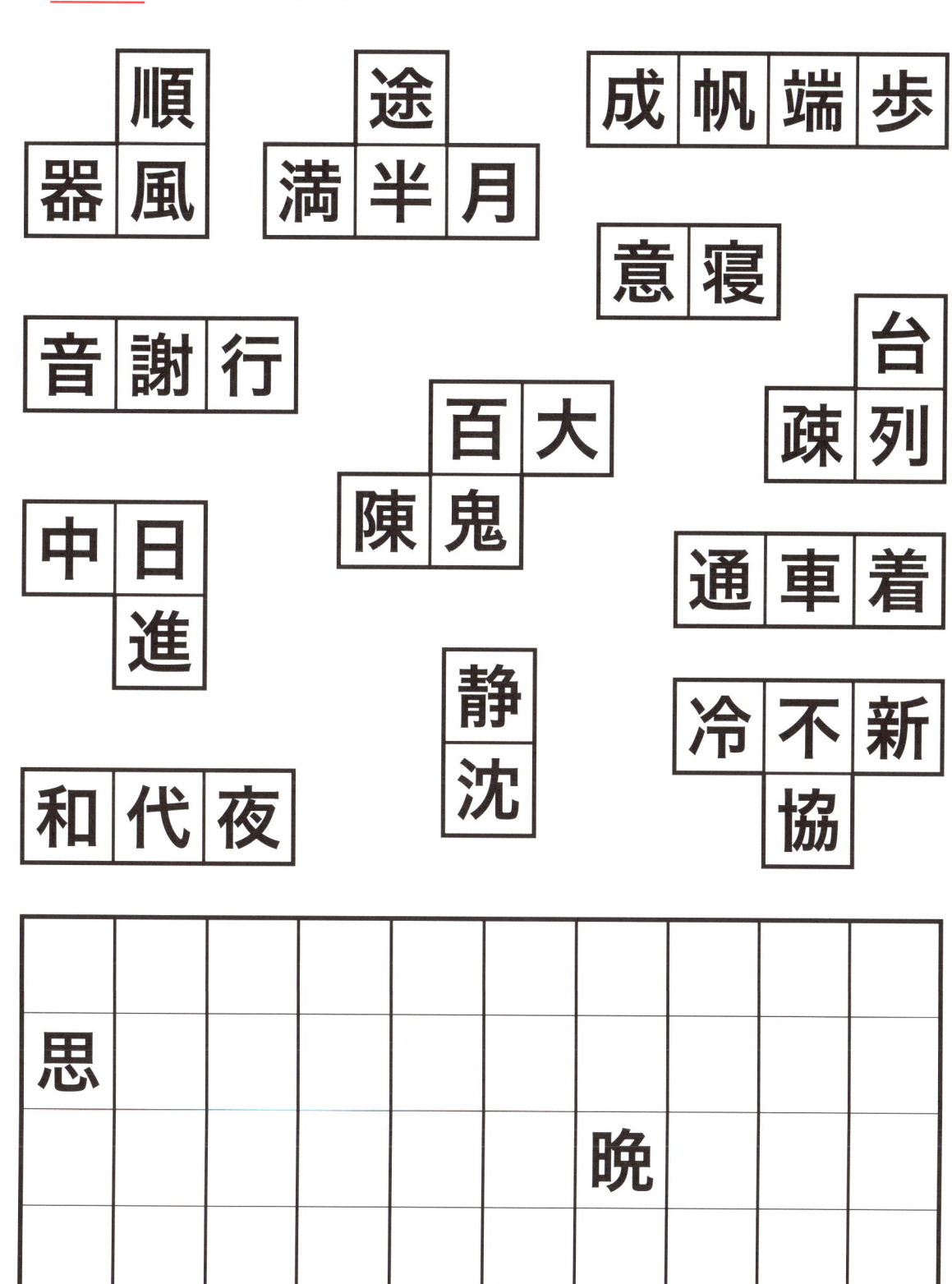

思									
						晩			

▶数字の 1 ～ 175 まで、できるだけ速く線をつなぎましょう。

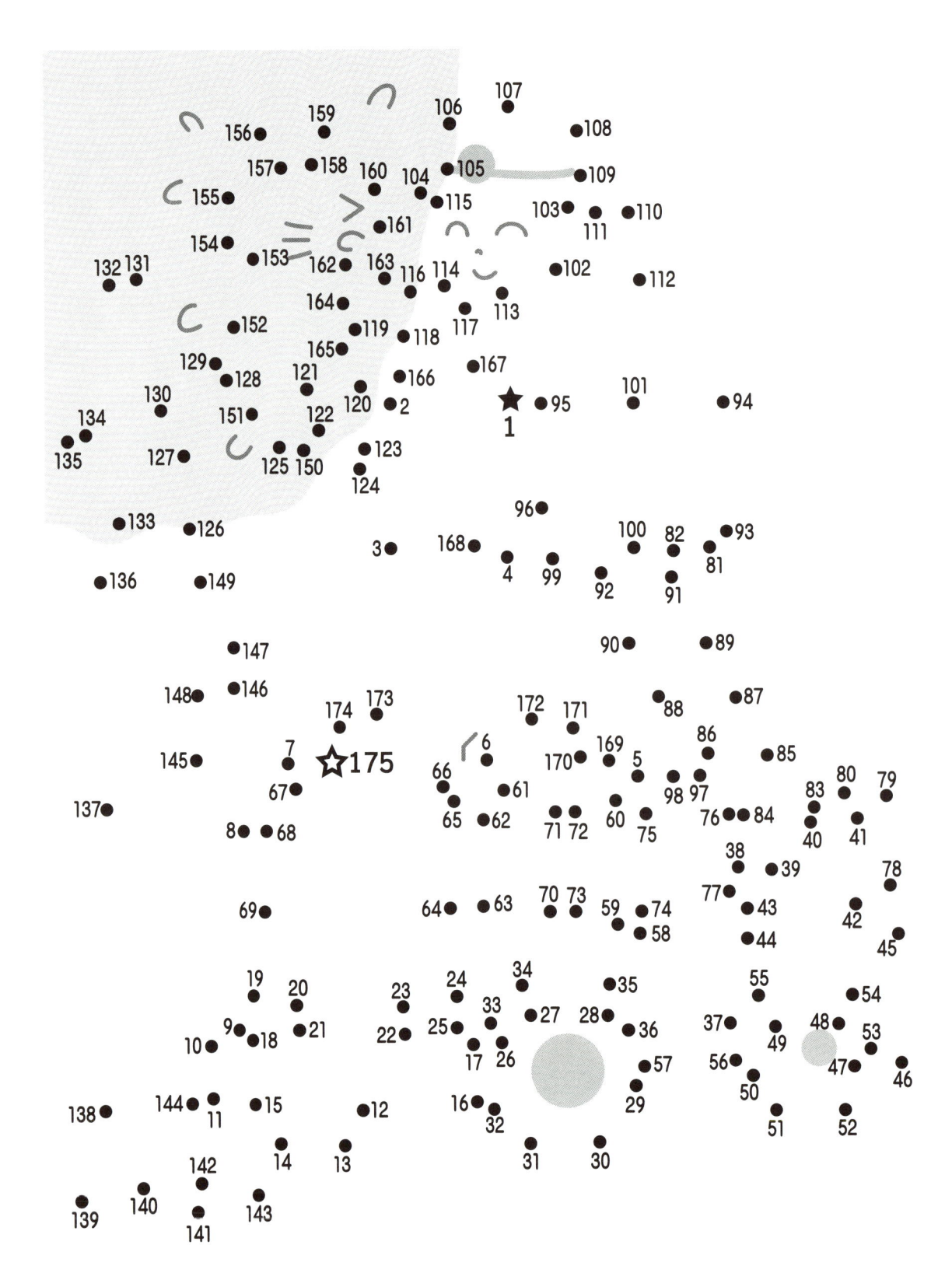

Q30 熟語階段

目標時間	かかった時間	正答数
10分	分　秒	**/21**

▶ 二字熟語、三字熟語、四字熟語、五字熟語がタテに合計7コ並んでいます。
リストの字をマスに入れて熟語を完成させましょう。

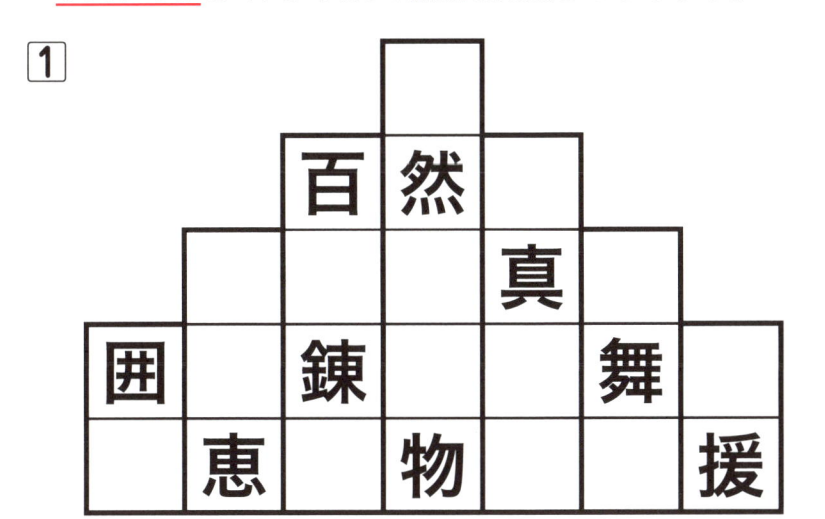

1

（盤面：百・然／真／囲・錬・舞／恵・物・援）

リスト

応　知　記
生　天　磨
戦　念　碁
台　浅　目
　　面　檜

2

（盤面：自／杓／者・幼／醐・過・定・愛／易）

リスト

意　醍　行
剰　規　修
子　情　染
識　簡　味
　　馴　武

3

（盤面：命／崖・切／指・同・時／護・寧・負）

リスト

抱　保　体
断　運　南
歳　丁　懇
絶　共　過
　　壁　記

35

▶ それぞれのイラストの数を全速力で数えて答えましょう。

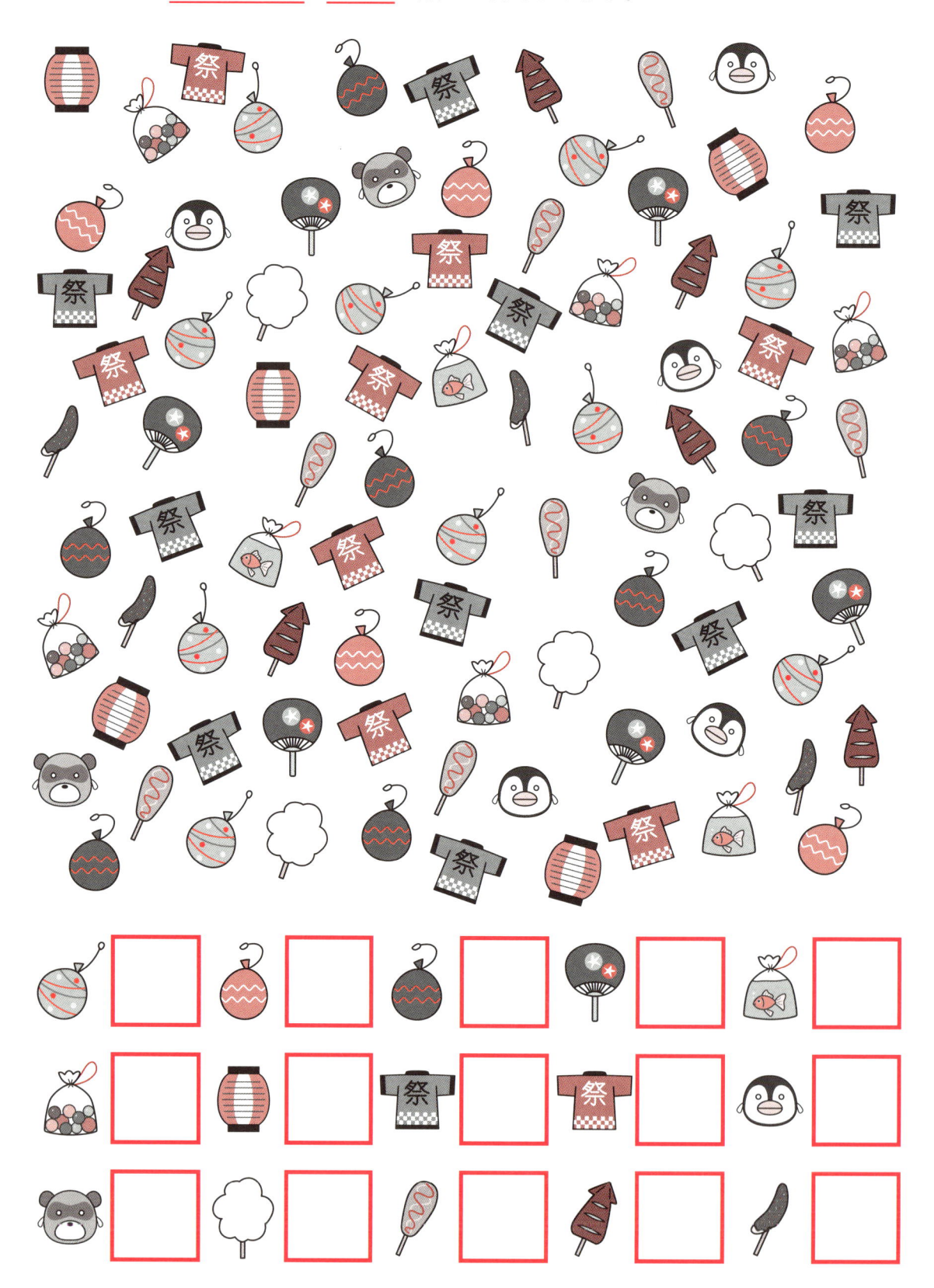

Q32 組み合わせ四字熟語

10分　　分　秒　／10

▶A〜Dのリストから1文字ずつ選び、A〜Dのマスに入れて四字熟語10コを完成させましょう。リストの字は1回ずつすべて使います。

リスト

A	B	C	D
赤 心	今 人	三 周	西 外
先 私	鉄 気	直 不	敵 揚
意 大	道 手	必 沿	転 下
二 用	胆 機	天 一	勝 到
古 奇	想 意	揚 東	線 脚

[1]

A	B	C	D

[2]

A	B	C	D

[3]

A	B	C	D

[4]

A	B	C	D

[5]

A	B	C	D

[6]

A	B	C	D

[7]

A	B	C	D

[8]

A	B	C	D

[9]

A	B	C	D

[10]

A	B	C	D

▶ 左右のブロックの数字の合計が同じになるようにリストから数字を選び、すべて□に書きましょう。マスに入れる数字の位置は順不同で OK。

1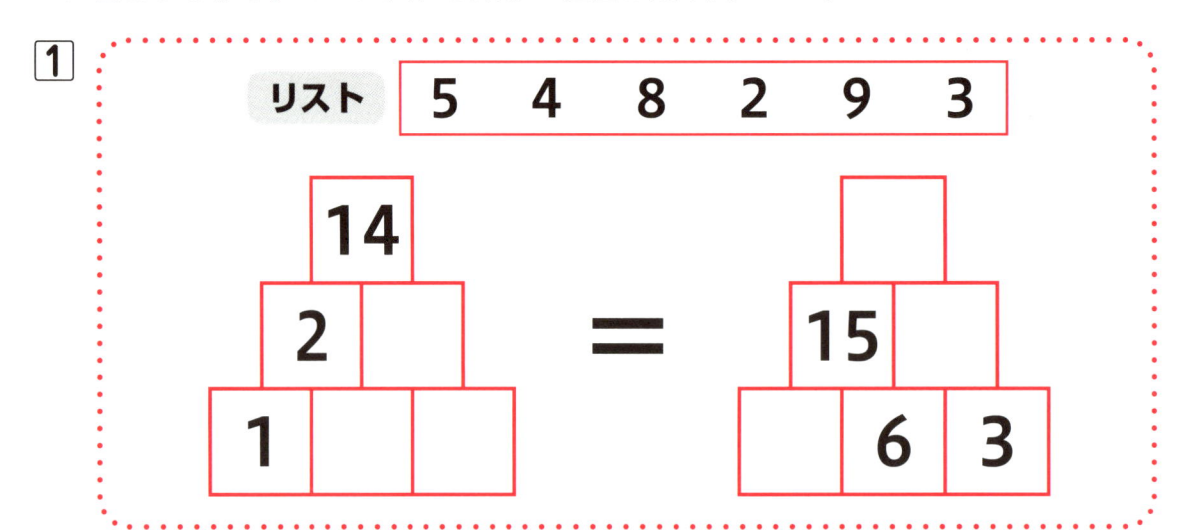

2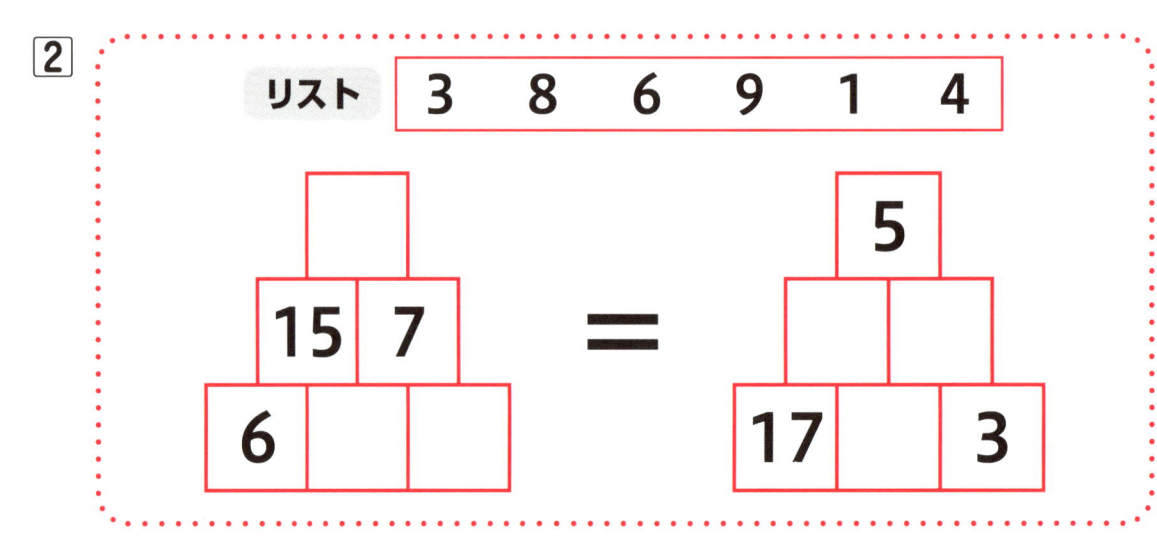

3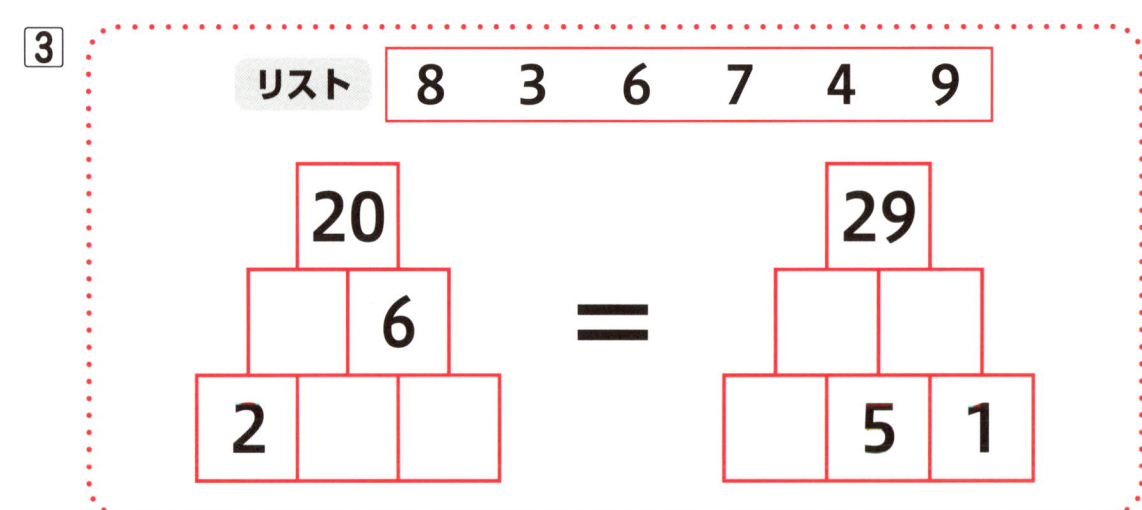

Q34 違うトランプ

▶トランプの絵の中に 1 つだけ違うものがあります。それを探して〇で囲みましょう。

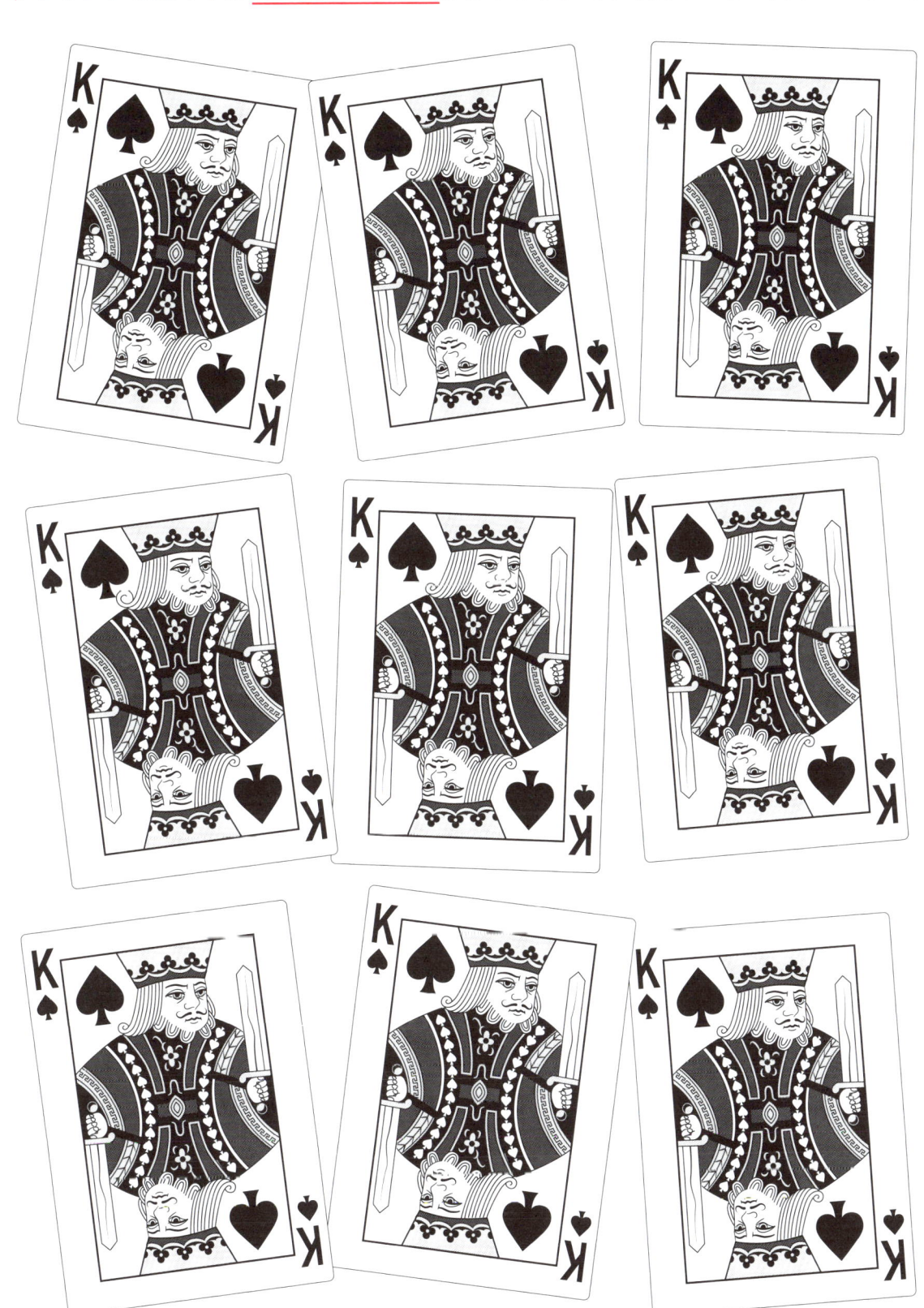

Q35 三字熟語に変換!

▶ 三字熟語の読みのカタカナがバラバラになっています。正しい読み方に並べ替え、リストの漢字を使って三字熟語を完成させましょう。

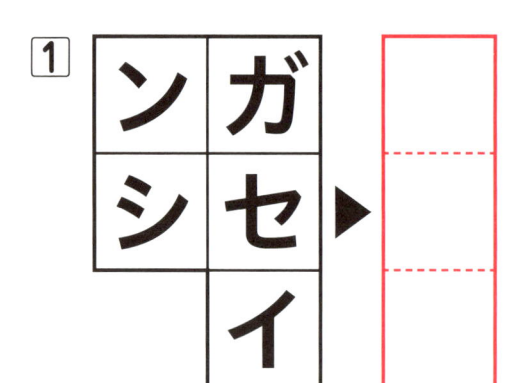

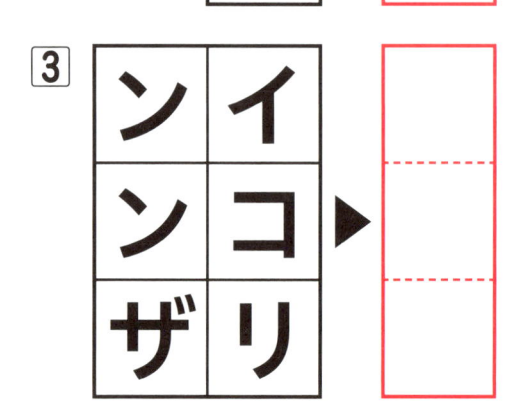

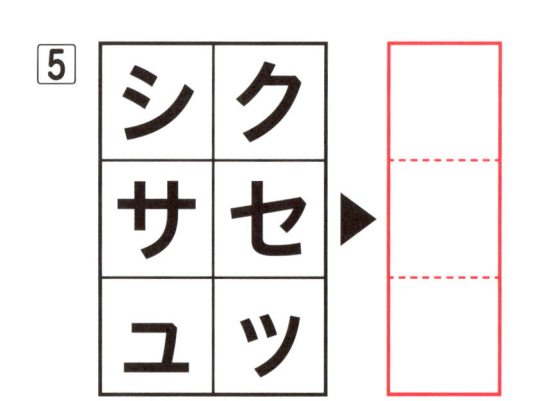

リスト

盛 出 語 線 期 全 車 世 修
際 煙 金 外 禁 飾 紫 輪 作

40

▶ 4種の菓子（🍰🍨🍩）が1つずつ入るように、線を引いて全体を9つのブロックに分けましょう。

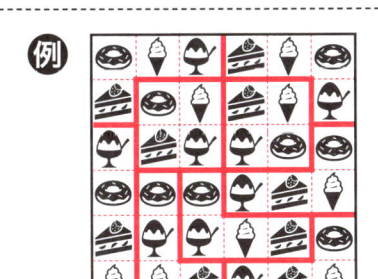

同じ絵がタテかヨコに並ぶ所は、その間に境界線が入ることをヒントに、全体を9つに区切ります。

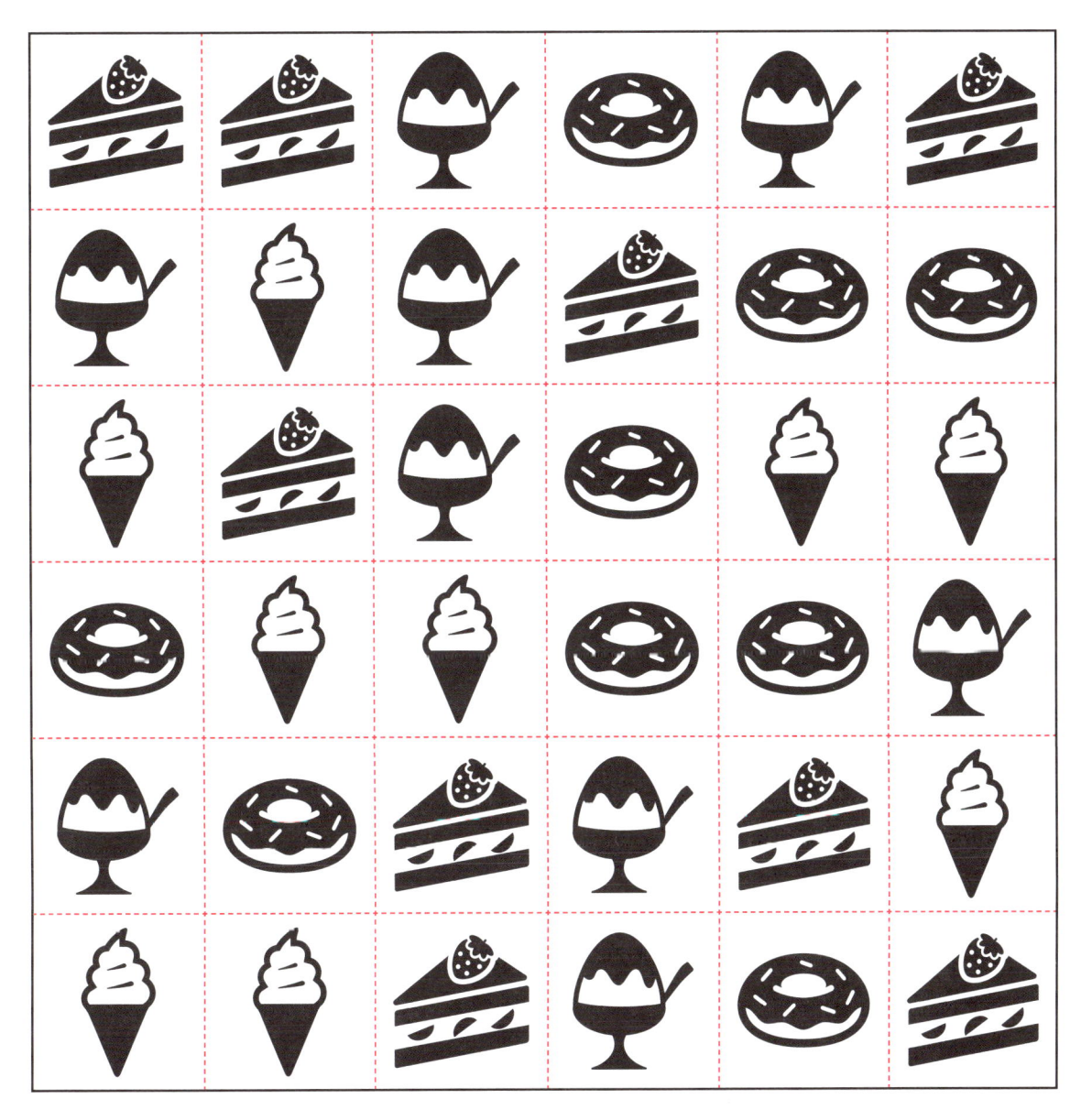

Q37 間違い探し

▶下の絵には 13 か所、上と違う部分があります。それを探して〇で囲みましょう。

間違い
13か所

正

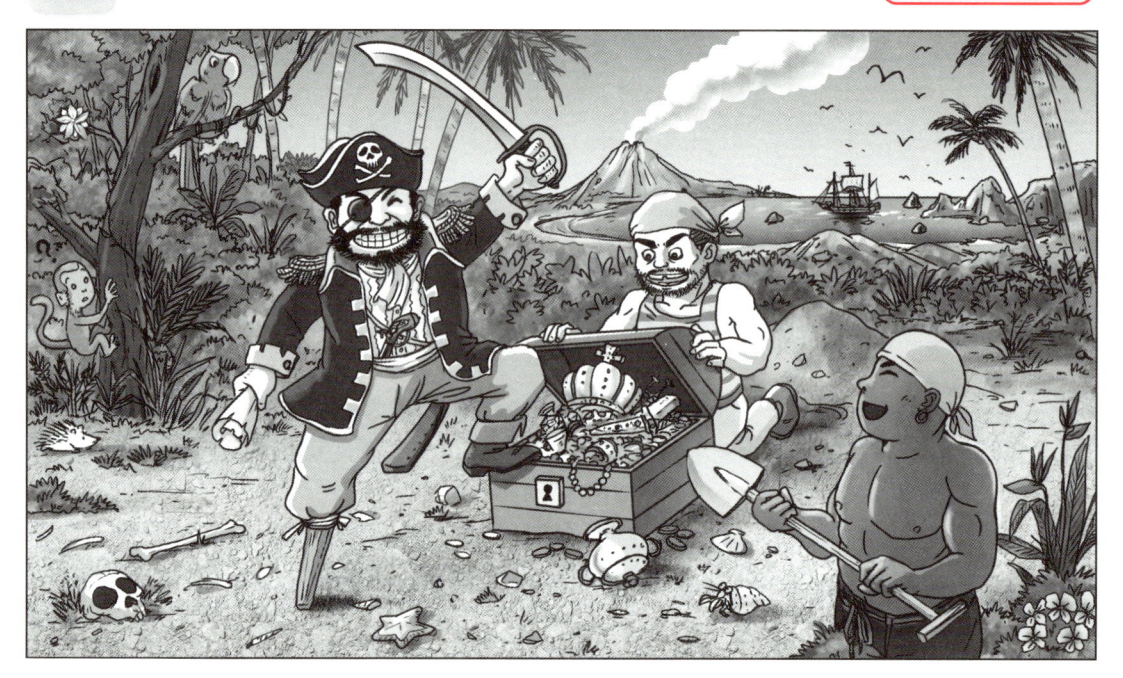

誤

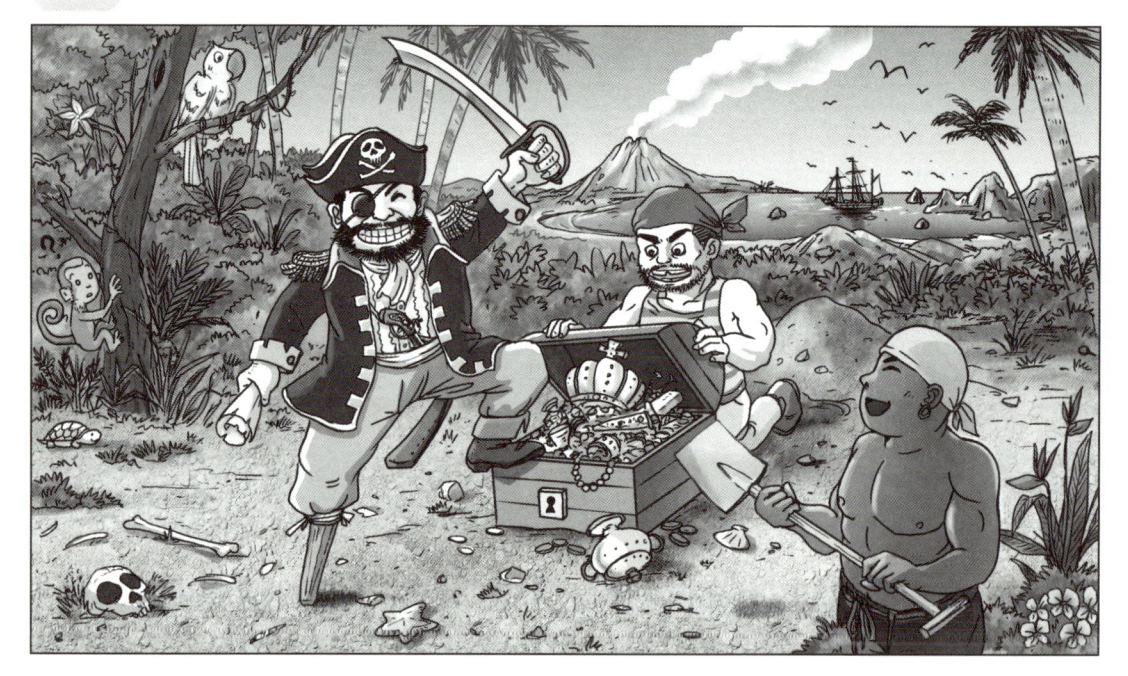

42

▶タテ・ヨコの6つの列と、太い線の2×3のブロックの中に1～6の数字が1つずつ入るように、あてはめましょう。基本ルールのほか、解き方応用編の95ページも参考にしましょう。

1

基本ルール

タテ列

ヨコ列

6マスブロック

- タテ列、ヨコ列の6マスに1～6の数字が1つずつ入る。
- 太い線で囲まれた6マスのブロックにも、1～6の数字が1つずつ入る。

2

3

▶ピースをつなぎ合わせ、三字熟語を完成させましょう。

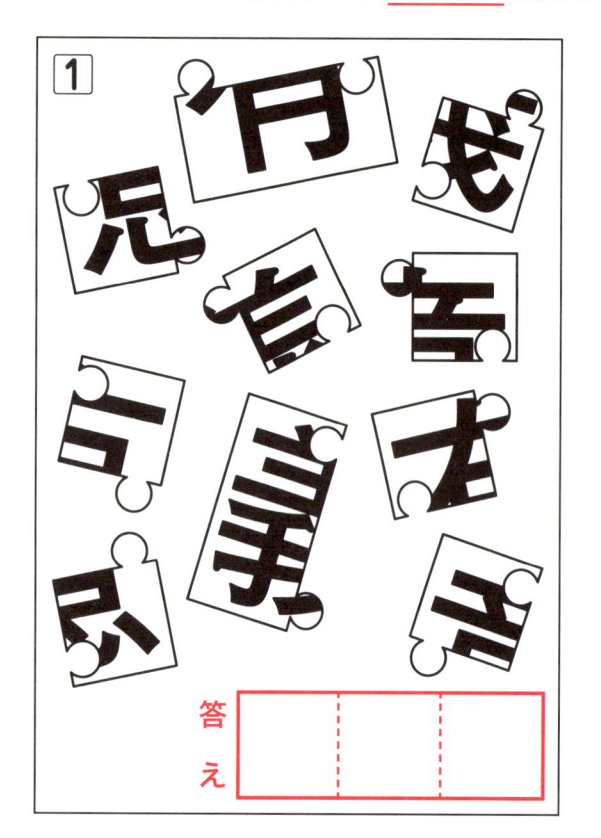

1

答え

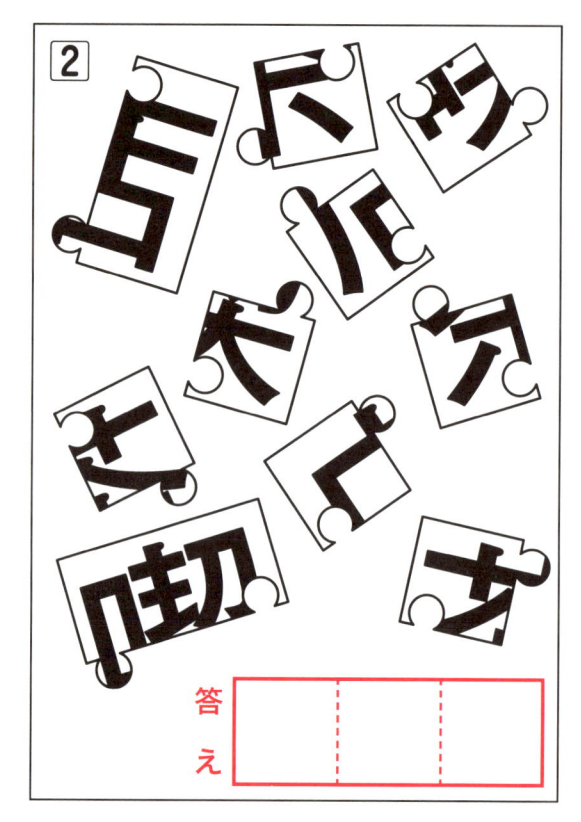

2

答え

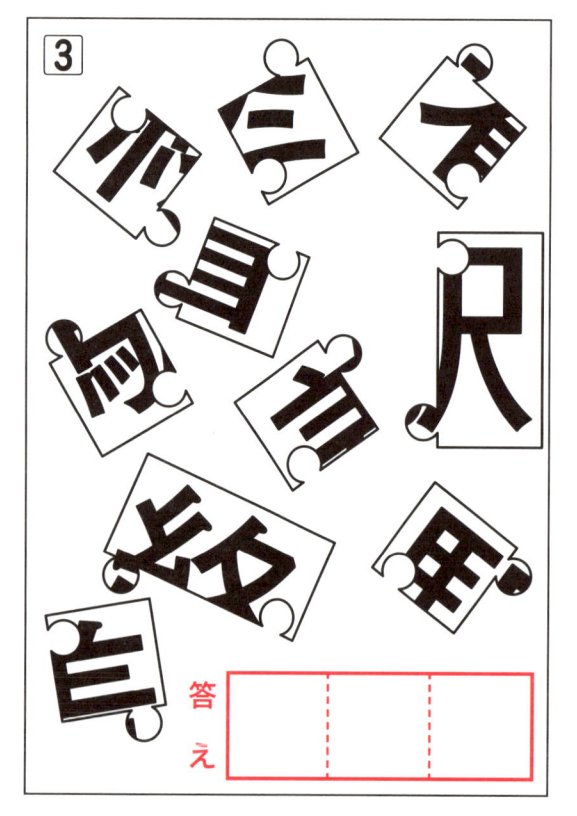

3

答え

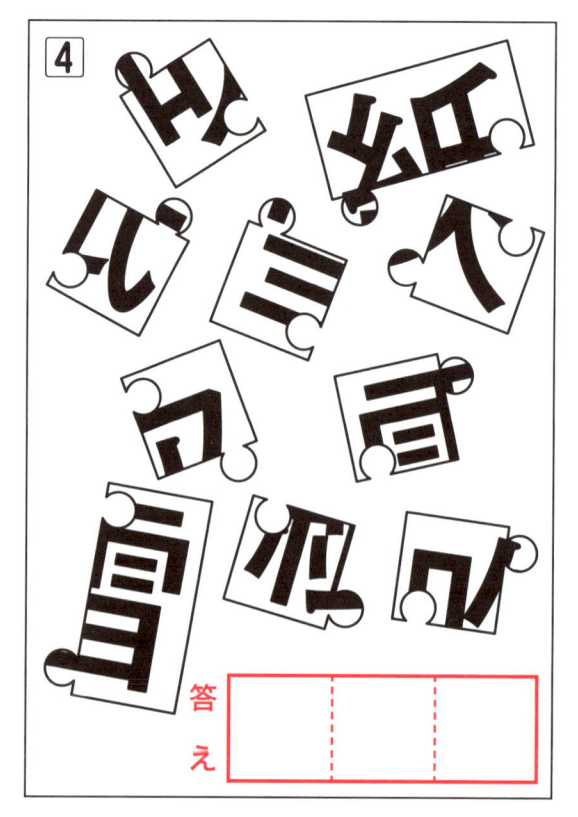

4

答え

▶スタートからゴールまで進みましょう。

スタート

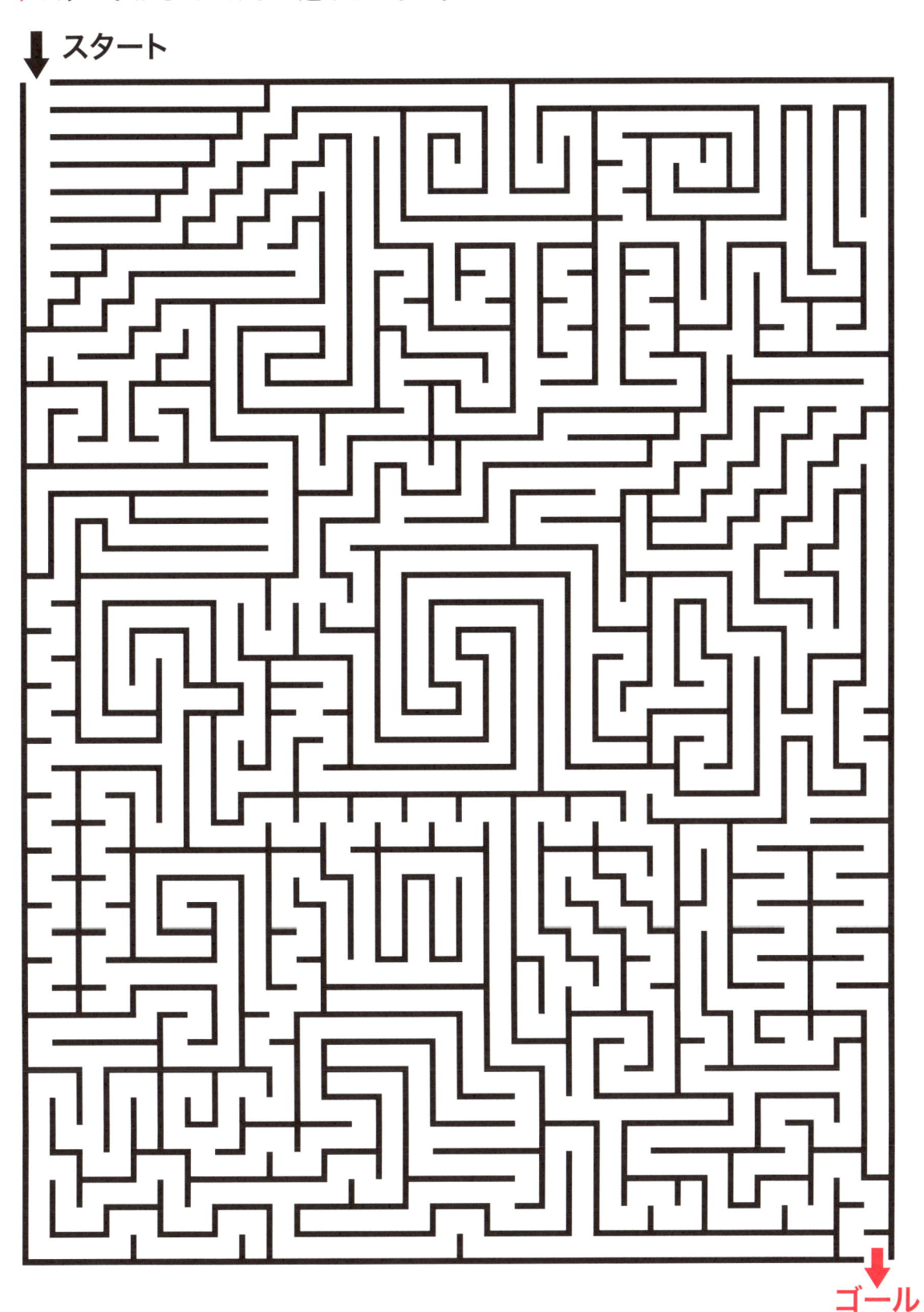

ゴール

▶絵の数字を 20 秒で覚えましょう。覚えたら手や紙でかくして絵の数字で計算しましょう（例：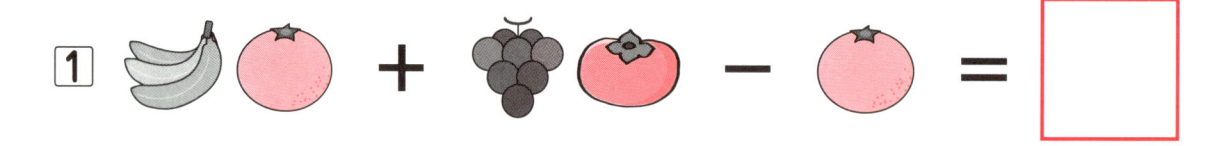は32です）。覚えた数字を最初に振ってから計算してもOKです。

1 🍌🍊 ＋ 🍇🍅 － 🍊 ＝ ☐

2 🍅🍇 ＋ 🍇 － 🍌🍅 ＝ ☐

3 🍅🍊 － 🍌 ＋ 🍇🍅 ＝ ☐

4 🍌🍌 － 🍅🍇 ＋ 🍊 ＝ ☐

5 🍅🍌 ＋ 🍊🍅 － 🍇 ＝ ☐

6 🍅🍅 － 🍊 ＋ 🍌🍇 ＝ ☐

7 🍇🍊 － 🍊🍌 － 🍅 ＝ ☐

8 🍇🍌 － 🍅🍇 － 🍊 ＝ ☐

46

Q42 三字熟語に変換！

目標時間	かかった時間	正答数
10分	分　秒	/6

▶三字熟語の読みのカタカナがバラバラになっています。正しい読み方に並べ替え、リストの漢字を使って三字熟語を完成させましょう。

1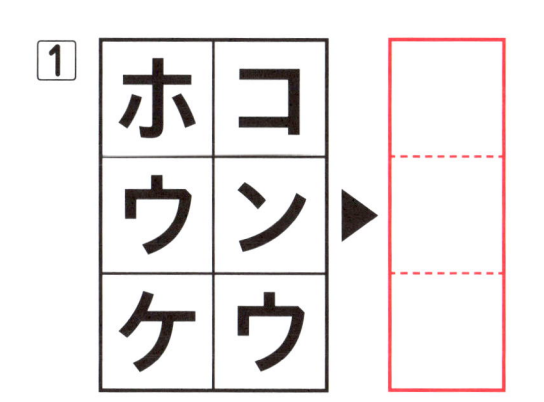

2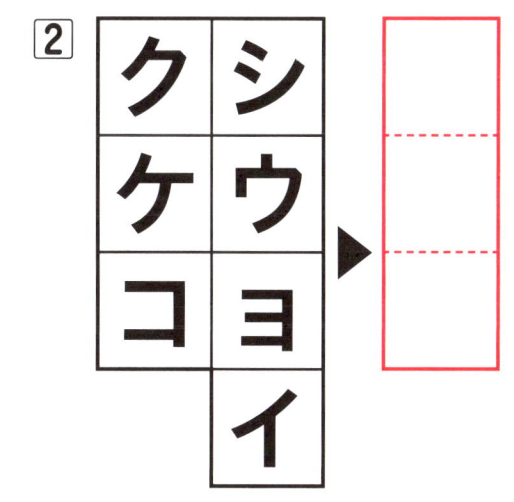

3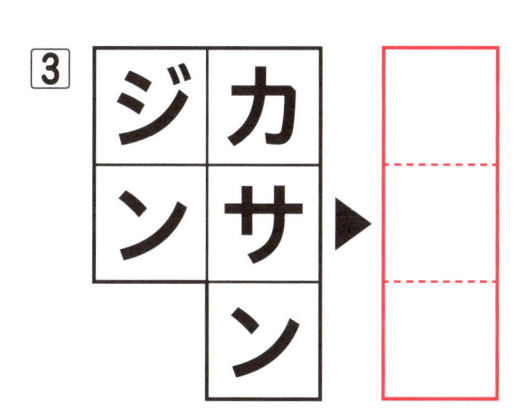

4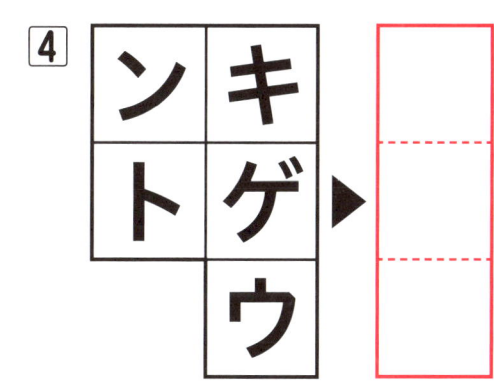

5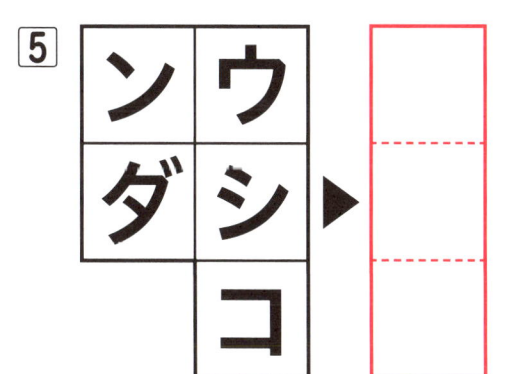

6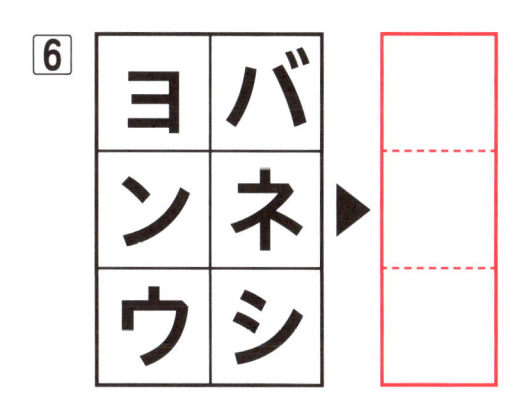

リスト

師　念　官　康　厳　色　談　法　光
場　事　冬　蛍　期　講　正　参　健

▶数字の 1 ～ 179 まで、できるだけ速く線をつなぎましょう。

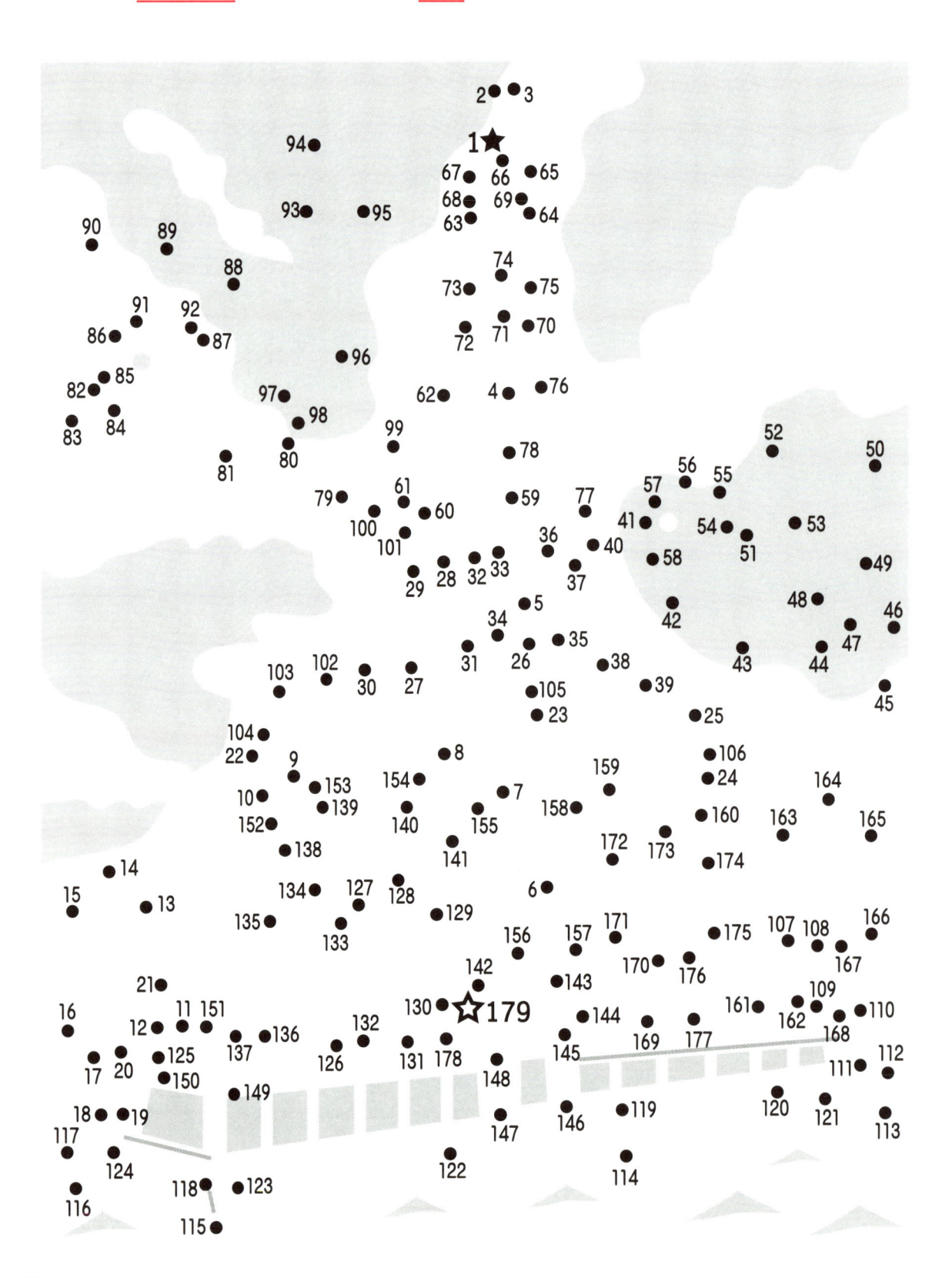

▶ マスにある漢字2つをヒントに回転させずにピースをはめ込み、四字熟語をタテに10コ完成させましょう。

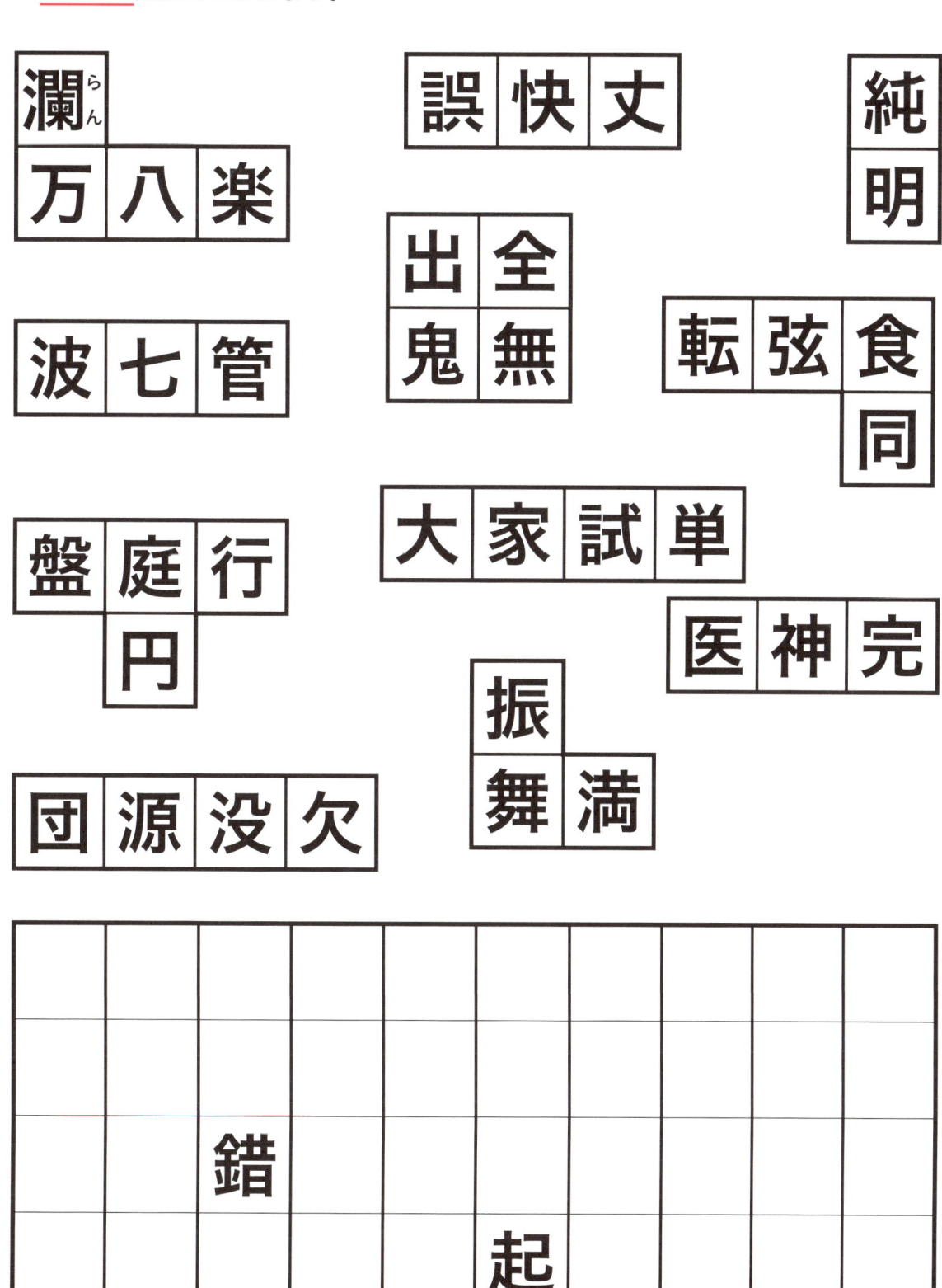

▶ 4種の菓子 (🍧🍰🍮🍩) が1つずつ入るように、線を引いて全体を9つのブロックに分けましょう。

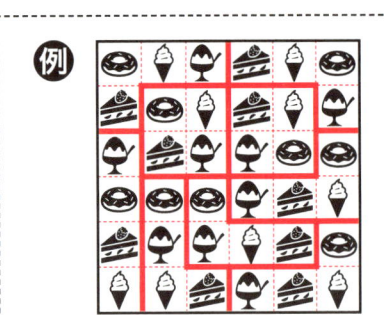

例

同じ絵がタテかヨコに並ぶ所は、その間に境界線が入ることをヒントに、全体を9つに区切ります。

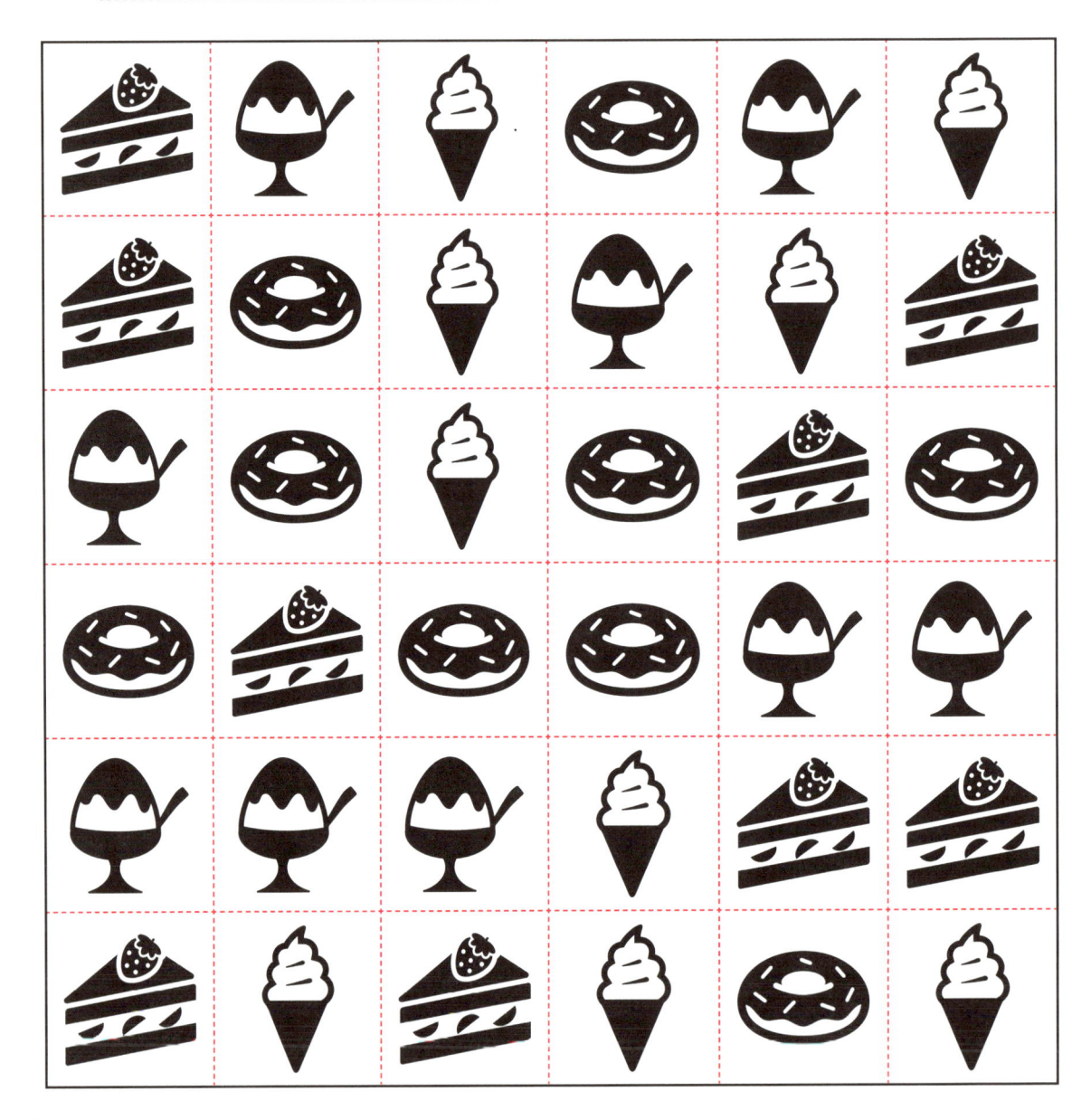

目標時間	かかった時間	正答数
25分	分 秒	/3

▶タテ・ヨコの6つの列と、太い線の2×3のブロックの中に1〜6の数字が1つずつ入るように、あてはめましょう。基本ルールのほか、解き方応用編の95ページも参考にしましょう。

1

		4	2		5
	1			6	
		2			6
3				4	
5					3
	2		6		

基本ルール

	2				5
	5		1		
				1	6
5		1		4	
		2		5	
4			6		

タテ列

	1	2	4	3	6	5
ヨコ列	3	5	6	1	2	4
	2	4	3	5	1	6
	5	6	1	2	4	3
	6	3	2	4	5	1
	4	1	5	6	3	2

6マスブロック

- タテ列、ヨコ列の6マスに1〜6の数字が1つずつ入る。
- 太い線で囲まれた6マスのブロックにも、1〜6の数字が1つずつ入る。

2

1				3	
	4				5
		2	4		
		3		5	
	5				6
6		4	5		2

3

3					6
	2			5	
			1		2
		4	5	3	
6				3	
	5			2	

▶トランプの絵の中に 1 つだけ違うものがあります。それを探して○で囲みましょう。

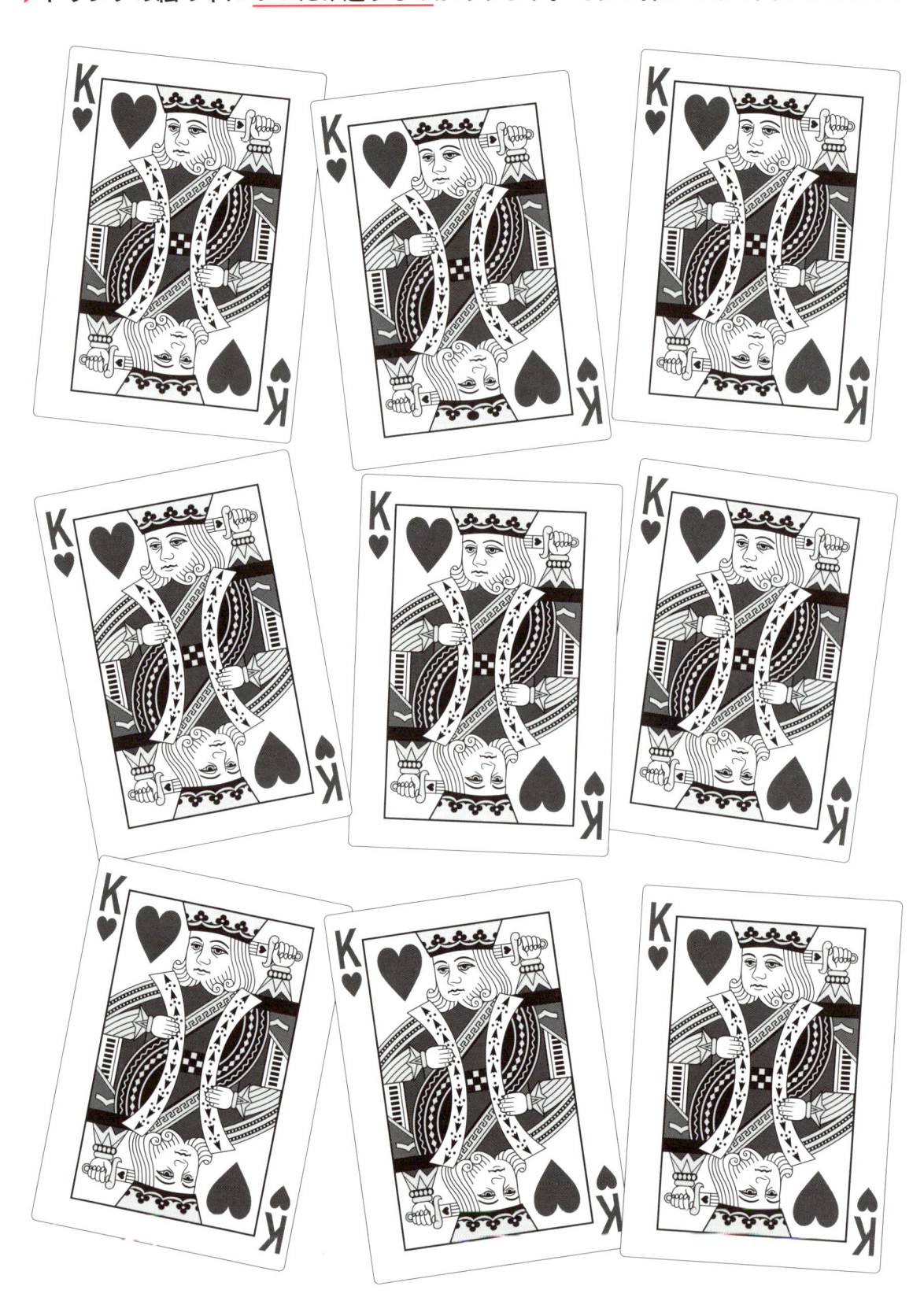

▶4つのパーツの中から3つを使って漢字1字をつくり、二字熟語を完成させましょう。

※解き方は17ページ。

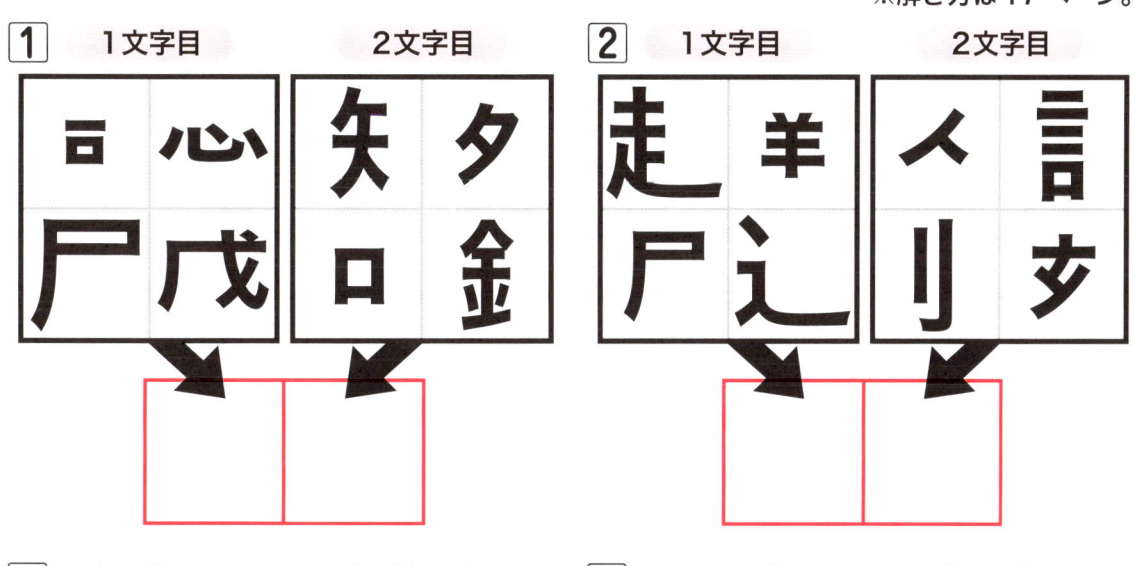

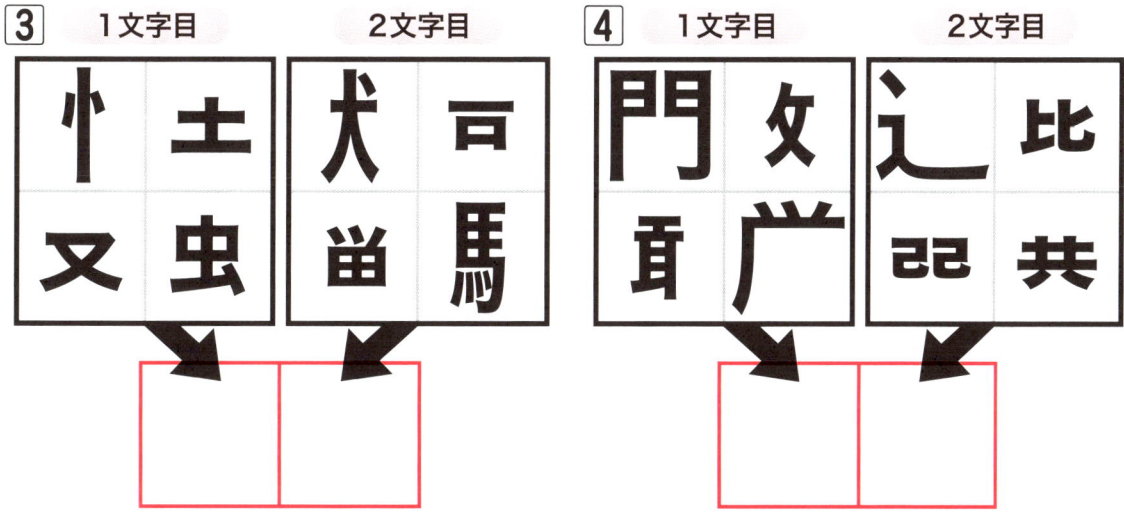

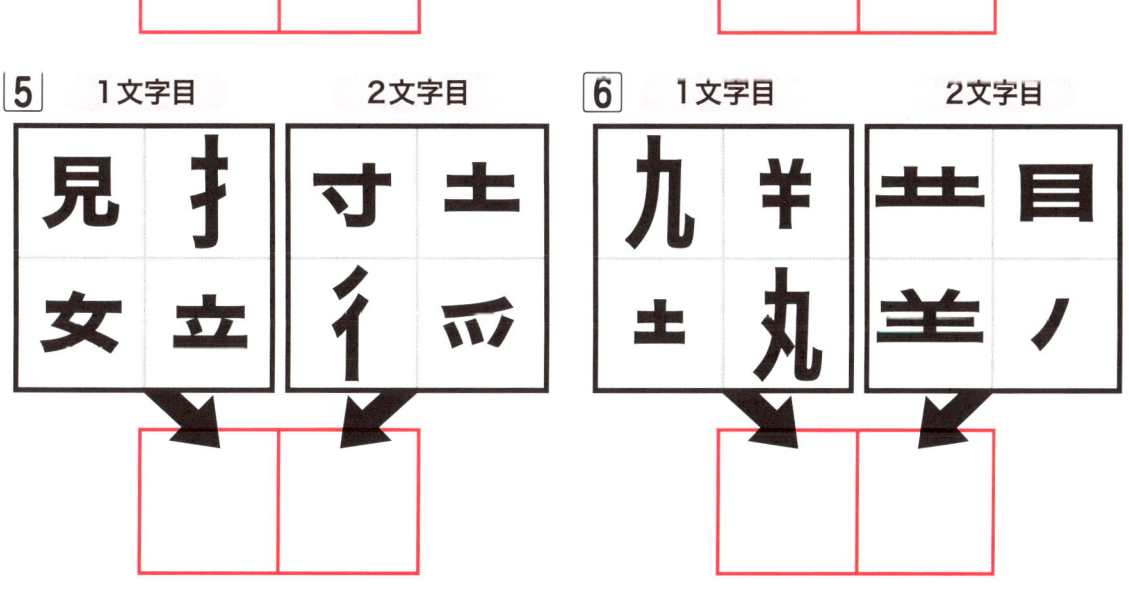

Q49 合計ブロック

▶左右のブロックの数字の合計が同じになるようにリストから数字を選び、すべて□に書きましょう。マスに入れる数字の位置は順不同で OK。

1
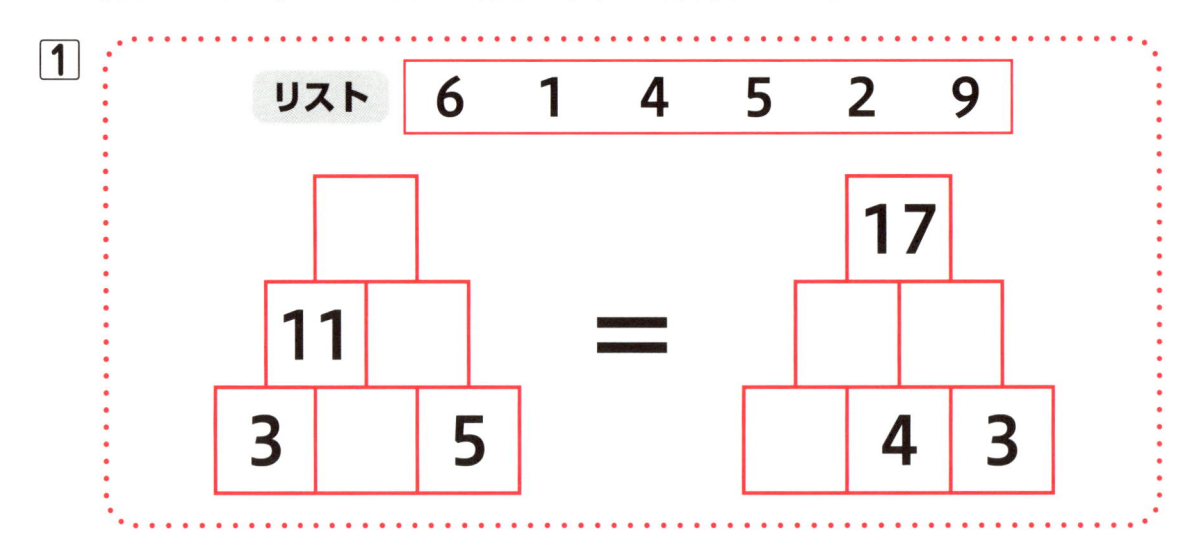

リスト 6 1 4 5 2 9

11
3 5

=

17
4 3

2
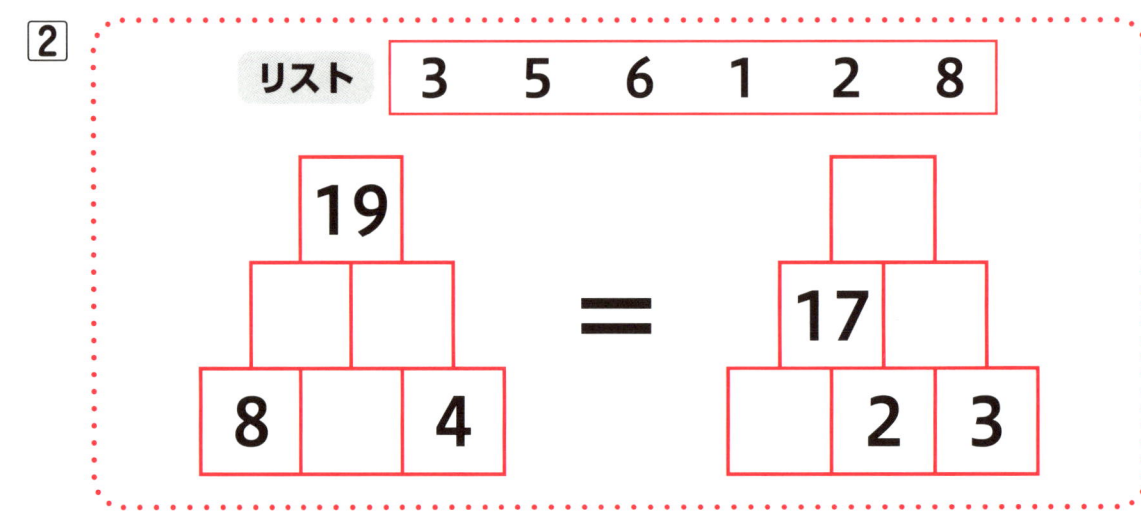

リスト 3 5 6 1 2 8

19
8 4

=

17
2 3

3
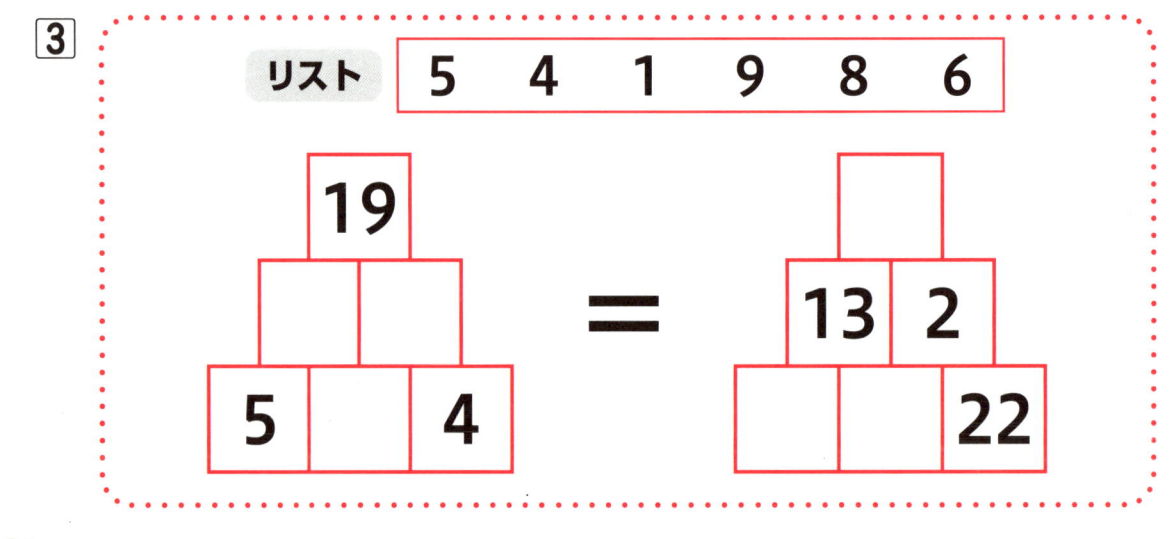

リスト 5 4 1 9 8 6

19
5 4

=

13 2
22

▶ それぞれのイラストの数を全速力で数えて答えましょう。

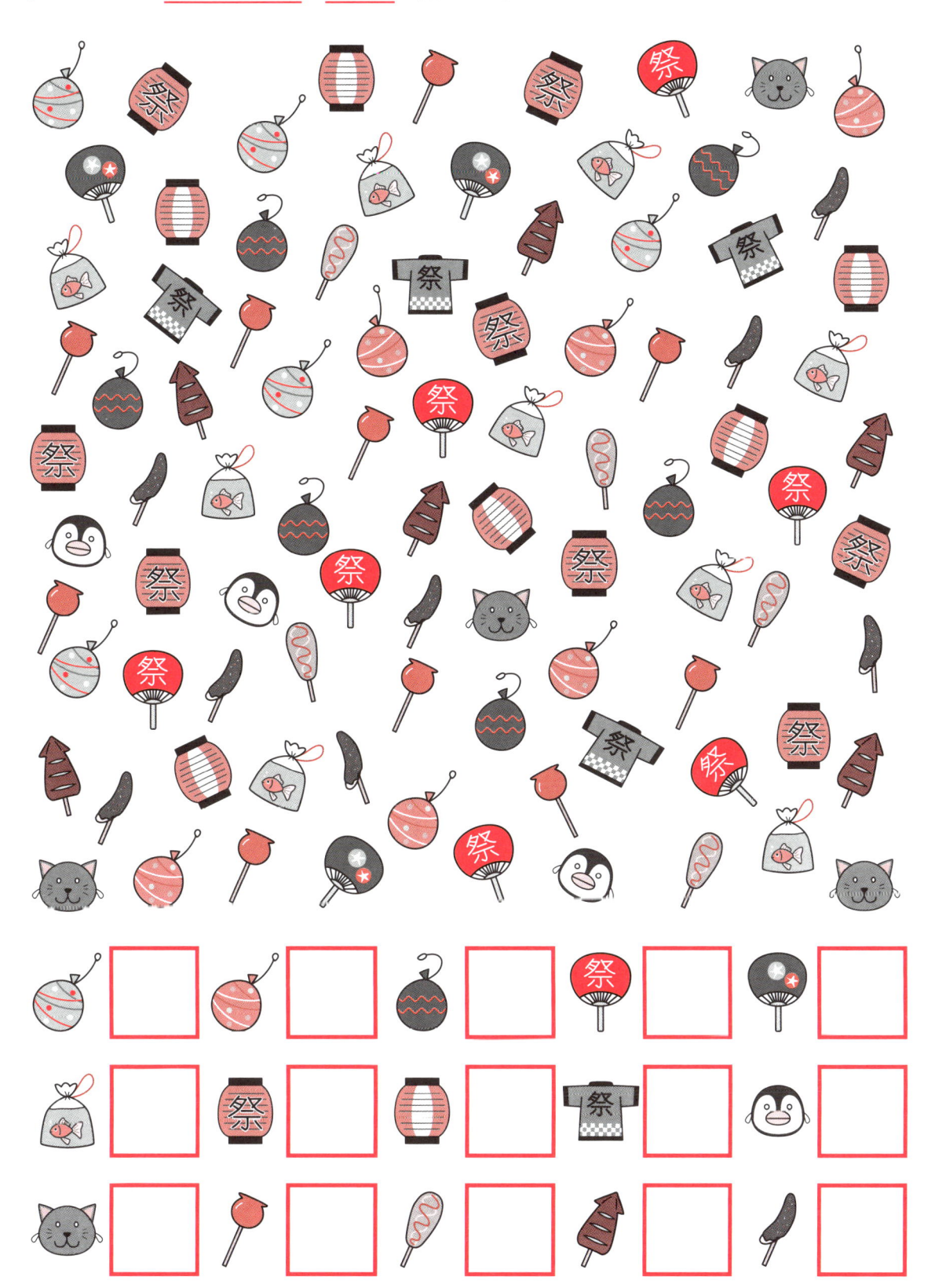

▶ヨコに二字熟語が4つ、タテに四字熟語が1つできるように、リストから漢字を選んで入れましょう。

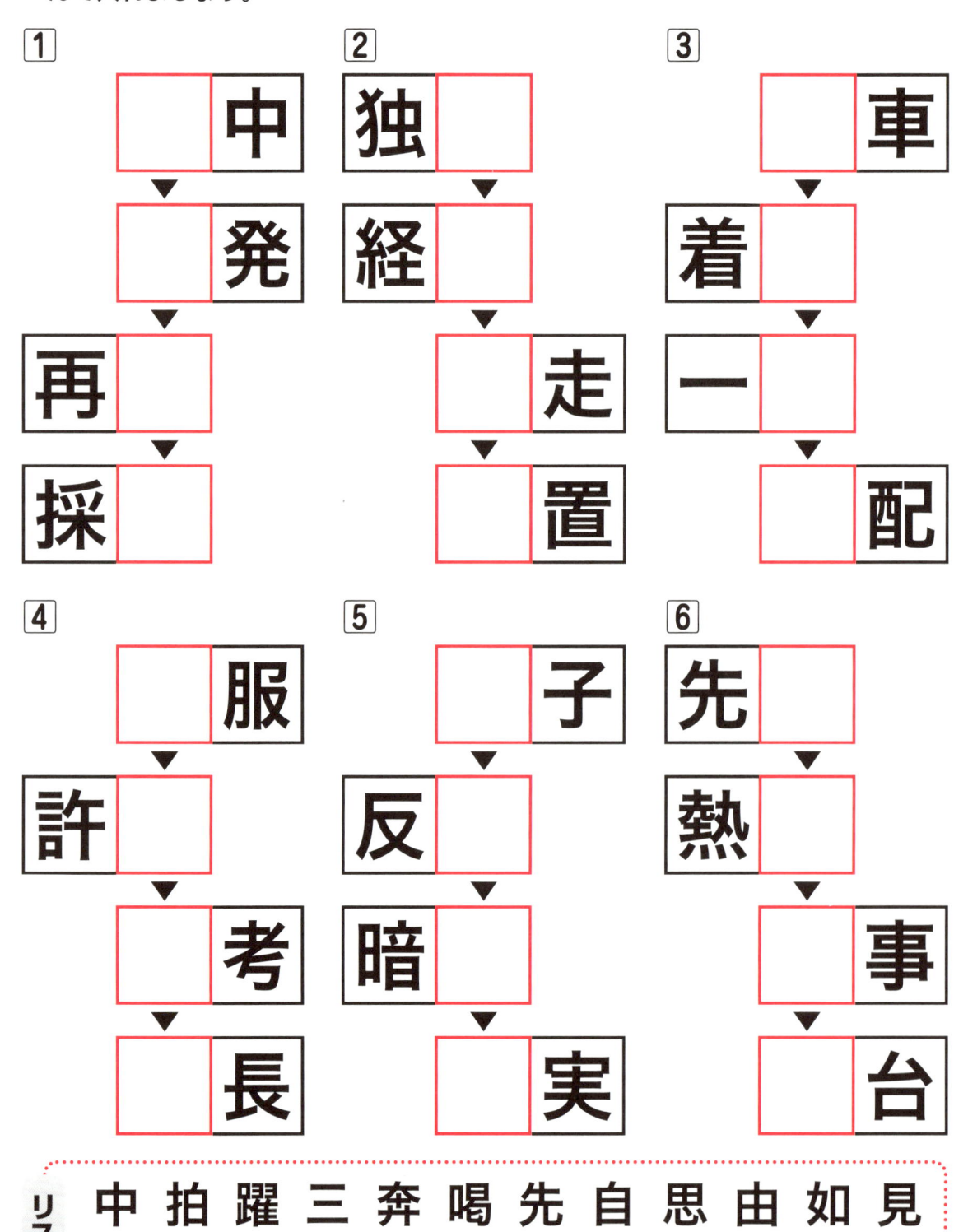

リスト

中 拍 躍 三 奔 喝 先 自 思 由 如 見
采 議 胸 不 目 手 陣 寸 舞 可 面 放

▶スタートからゴールまで進みましょう。

スタート

ゴール

Q53 数字探し

▶ 漢数字と算用数字で書かれた 51 から 100 までの中で、ない数字を全速力で 5 つ
見つけて算用数字で答えましょう。（五一＝ 51、一〇〇＝ 100 です。）

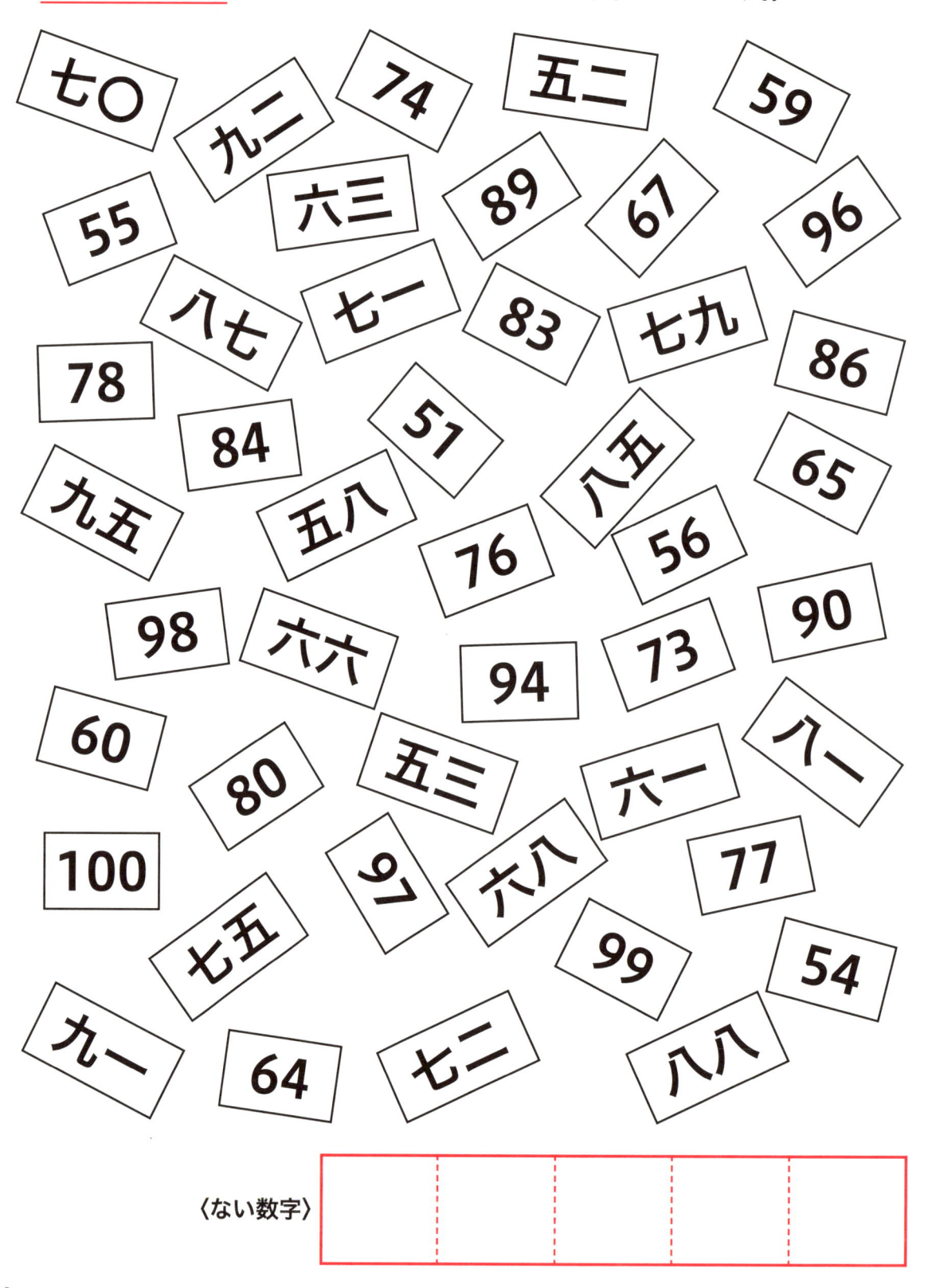

〈ない数字〉

58

▶ピースをつなぎ合わせ、三字熟語を完成させましょう。

1

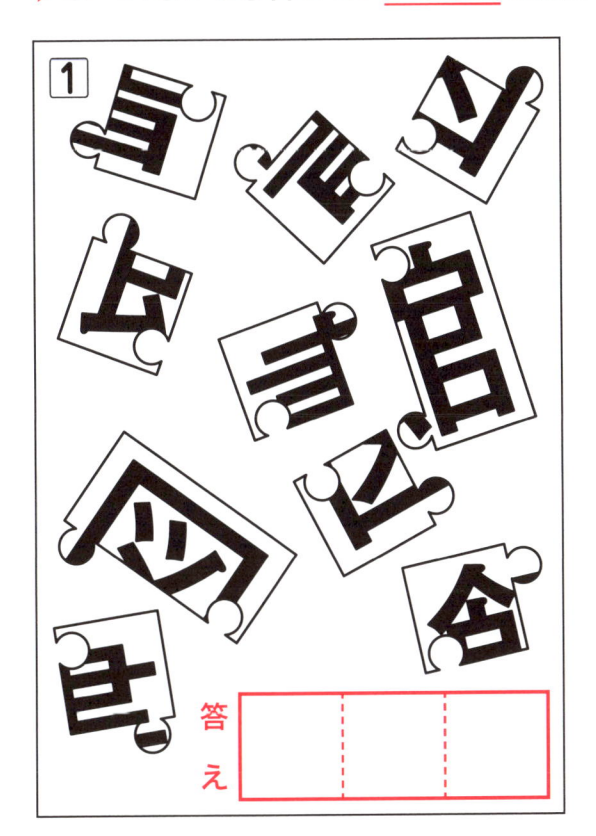

答え

2

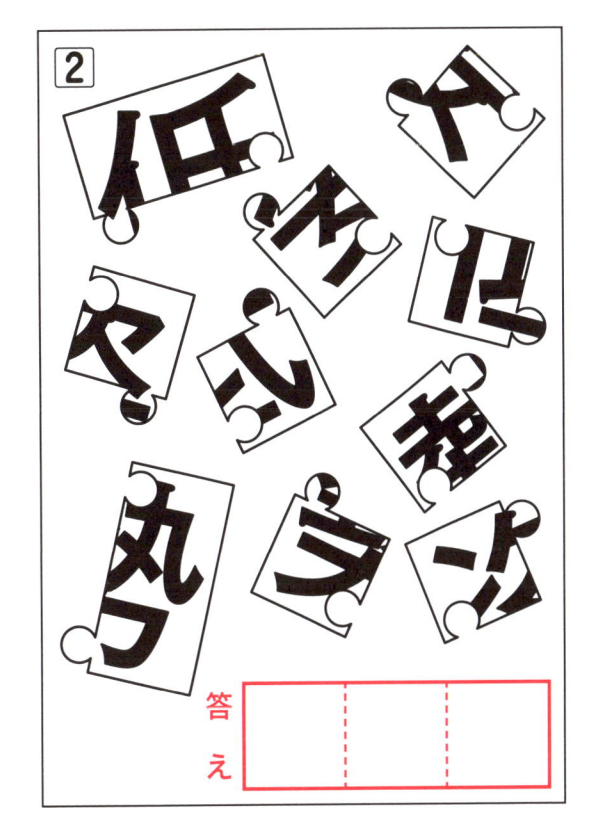

答え

3

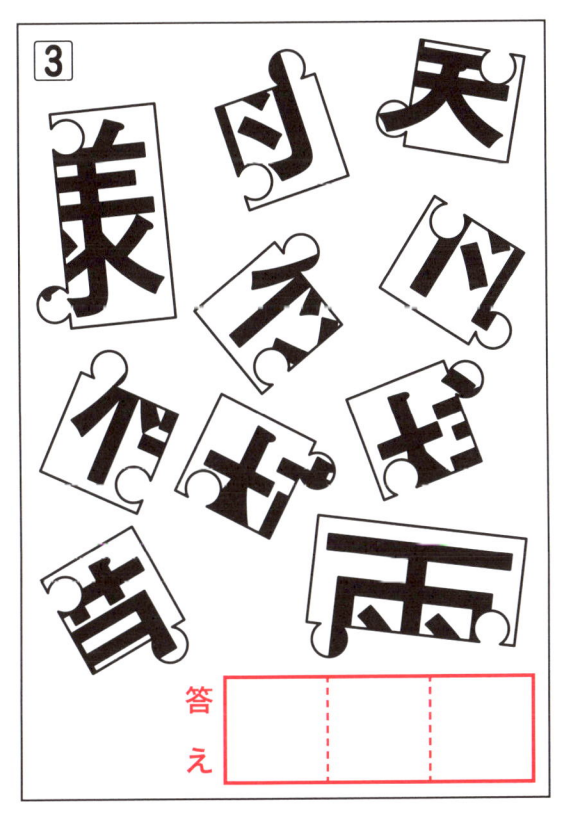

答え

4

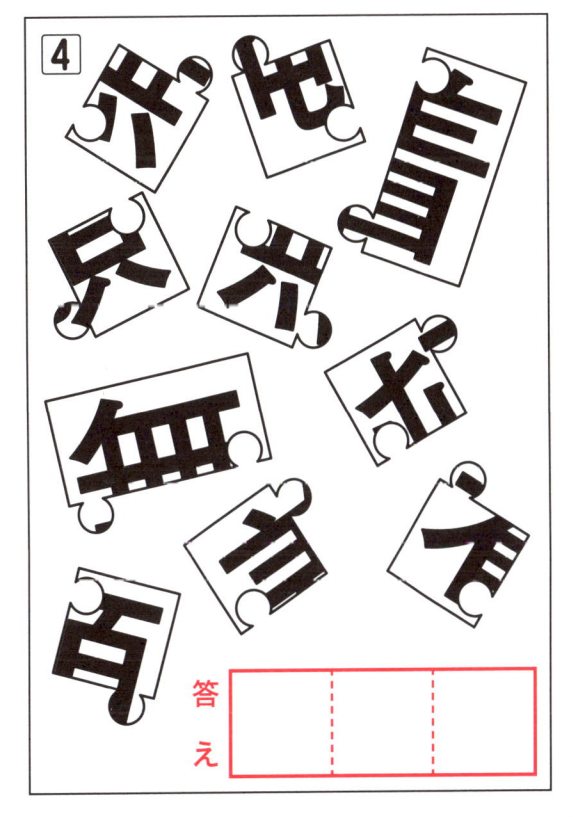

答え

Q55 漢字ジグソークロス

目標時間	かかった時間	正答数
15分	分　秒	/1

▶すでに入っている漢字をヒントにピースをマスにそのままの向きではめ、クロスワードを完成させましょう。ただし使わないピースが１つあります。

①

通	安
	■

②

■	会	
用	金	庫

③

■		率
公	■	先

④

	例
	■
前	世
■	

⑤

交	
換	気
手	

⑥

全	■	一
		人

⑦

	界
入	観
	■

⑧

			識
■	完	全	■
		能	

⑨

思	考
想	■

⑩

■	末
雑	踏

⑪

開	発
■	信

⑫

■	前
主	人

			知			

▶タテ・ヨコの6つの列と、太い線の2×3のブロックの中に1〜6の数字が1つずつ入るように、あてはめましょう。基本ルールのほか、解き方応用編の95ページも参考にしましょう。

1

	3			6	
		4	5		3
			4	1	
6		1			
	1				2
2			6		

基本ルール

	2				5
	5		1		
				1	6
5		1		4	
		2		5	
4			6		

タテ列

	1	2	4	3	6	5
	3	5	6	1	2	4
ヨコ列	2	4	3	5	1	6
	5	6	1	2	4	3
	6	3	2	4	5	1
	4	1	5	6	3	2

6マスブロック

- タテ列、ヨコ列の6マスに1〜6の数字が1つずつ入る。
- 太い線で囲まれた6マスのブロックにも、1〜6の数字が1つずつ入る。

2

6			4		
	4				6
4			2		
	5			6	
	1			5	2
		6	1		

3

	5			4	
1				5	6
6		2		1	
			5		4
	2			1	
5			4		

▶ヨコに二字熟語が4つ、タテに四字熟語が1つできるように、リストから漢字を選んで入れましょう。

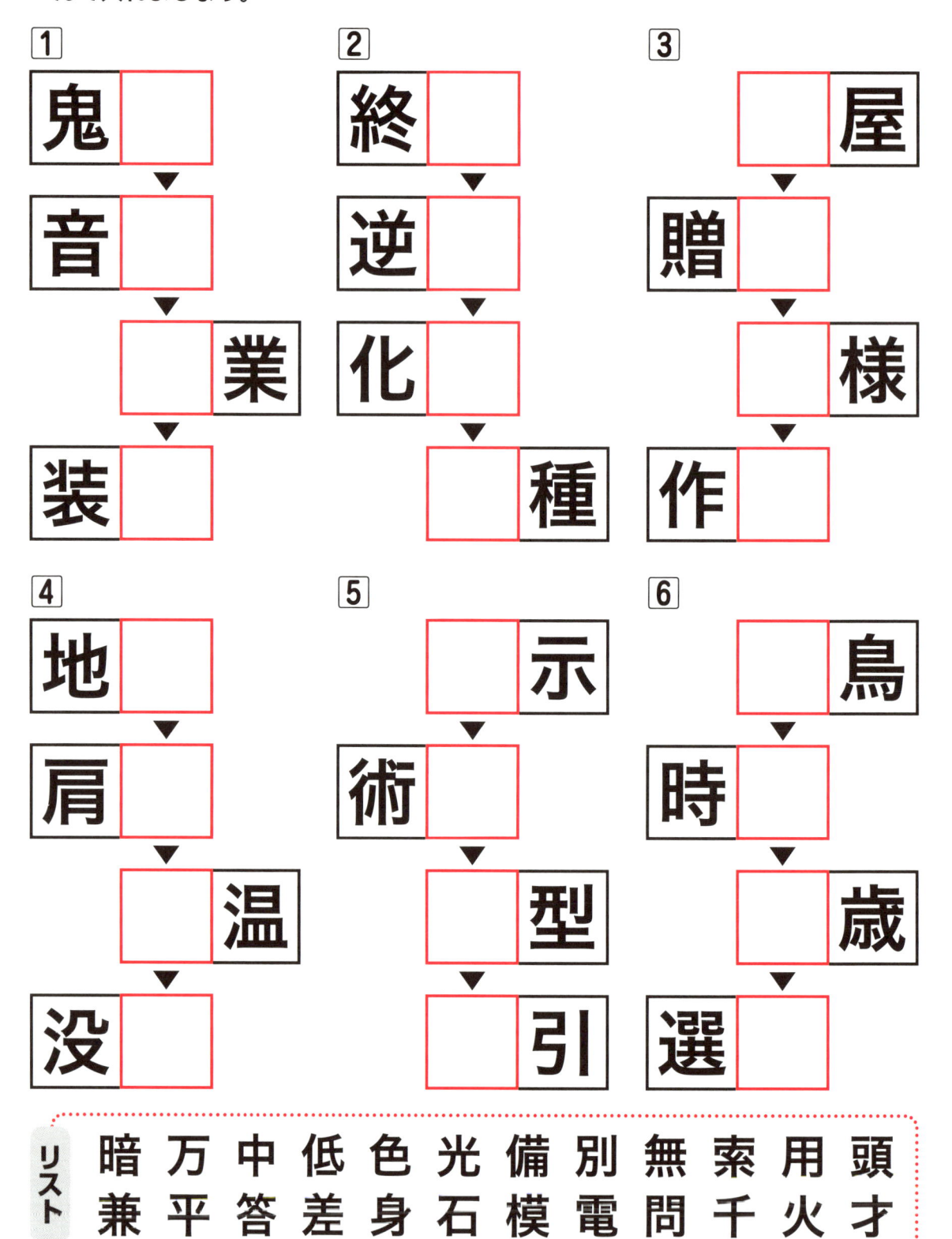

1
鬼□
↓
音□
↓
□業
↓
装□

2
終□
↓
逆□
↓
化□
↓
□種

3
□屋
↓
贈□
↓
□様
↓
作□

4
地□
↓
肩□
↓
□温
↓
没□

5
□示
↓
術□
↓
□型
↓
□引

6
□鳥
↓
時□
↓
□歳
↓
選□

リスト
暗 万 中 低 色 光 備 別 無 索 用 頭
兼 平 答 差 身 石 模 電 問 千 火 才

62

Q58 間違い探し

▶下の絵には12か所、上と違う部分があります。それを探して〇で囲みましょう。

間違い
12か所

正

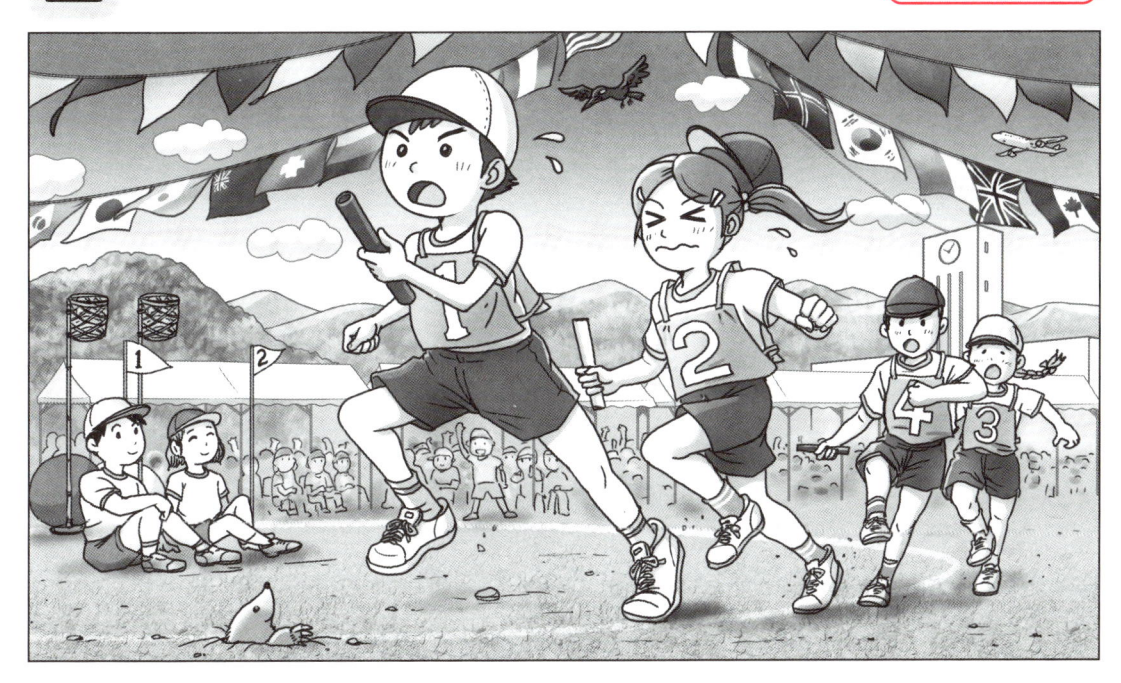

誤

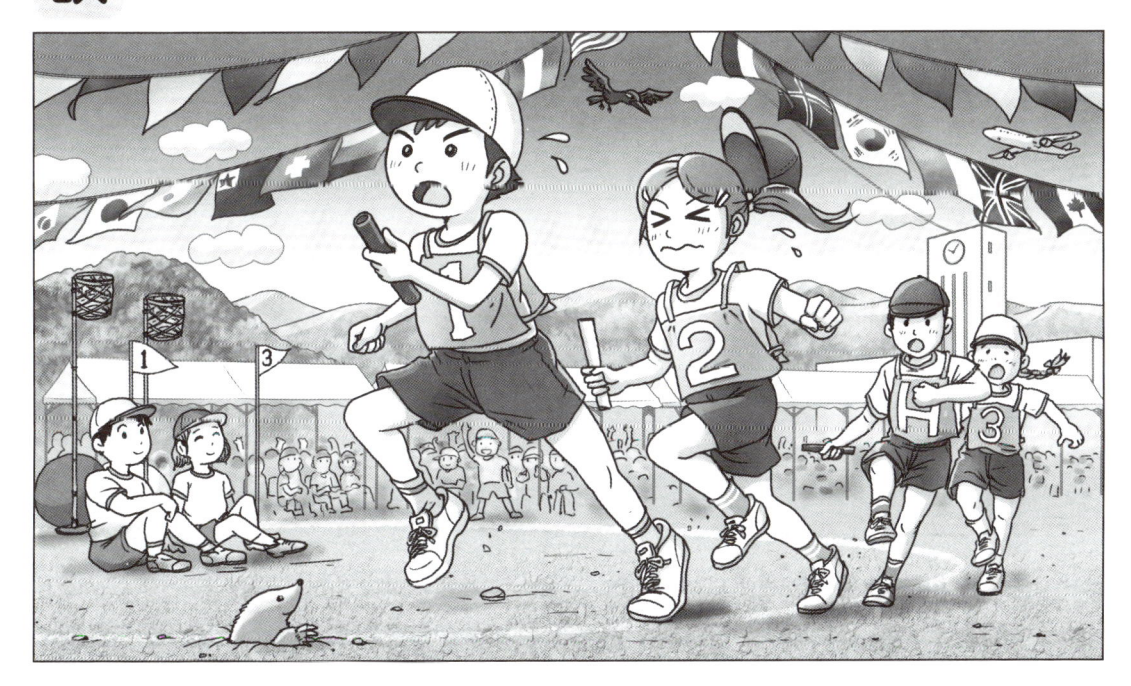

目標時間	かかった時間	正答数
6分	分 秒	/6

▶スタートから数字を足しながら進み、合計がゴールの数になるよう□にあてはまる数字を答えましょう。

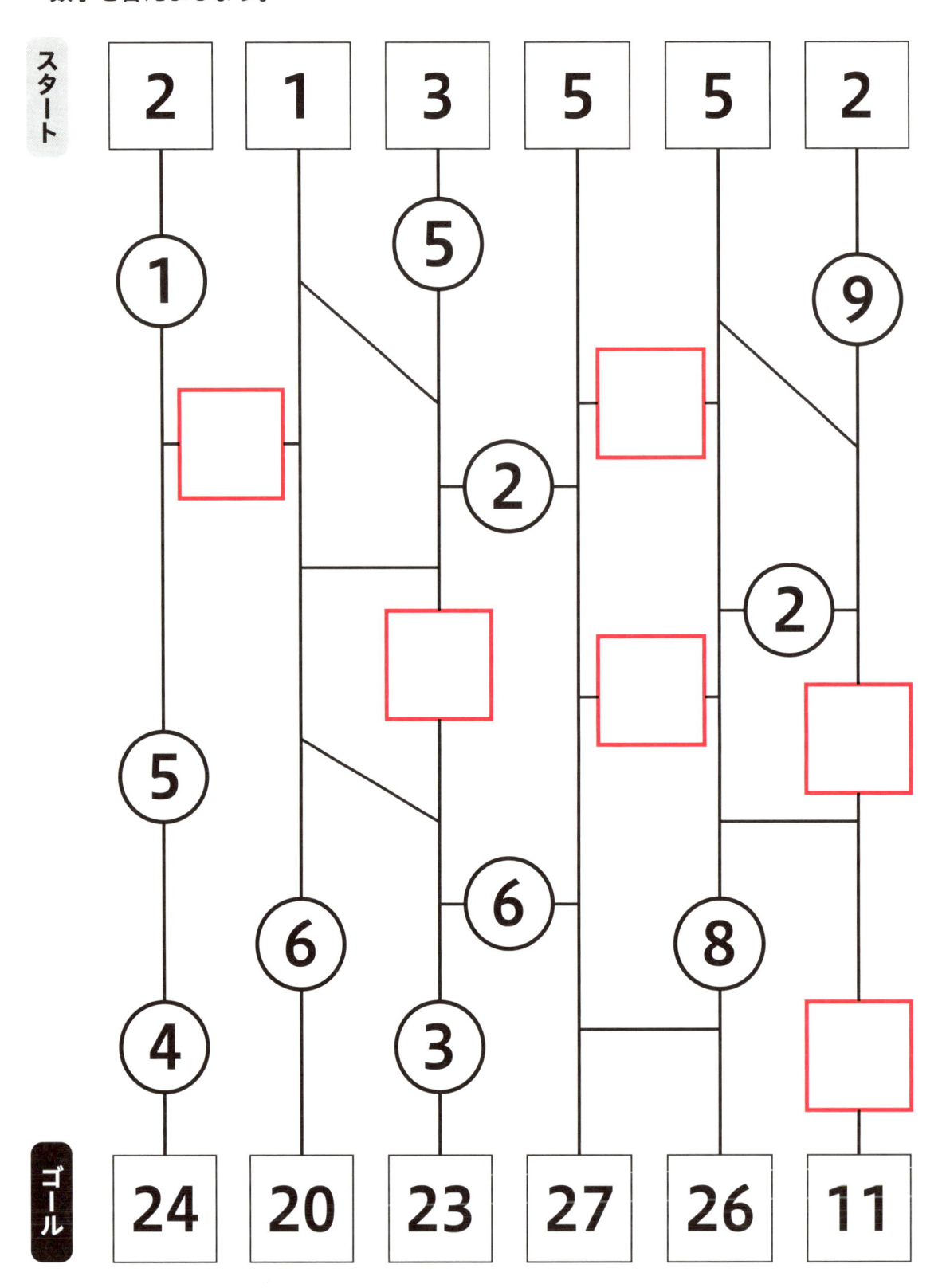

▶マスにある漢字2つをヒントに回転させずにピースをはめ込み、四字熟語をタテに10コ完成させましょう。

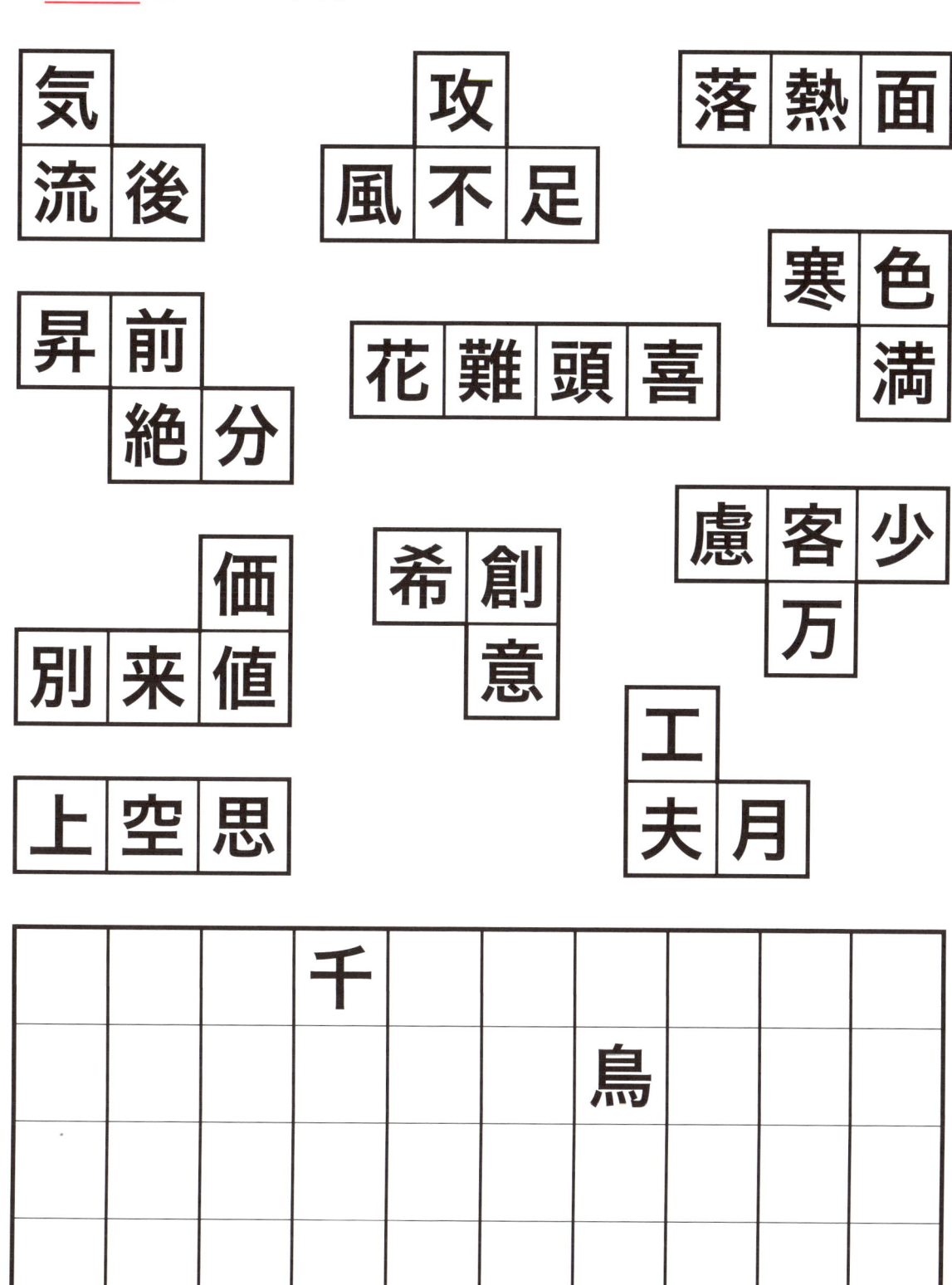

▶ 4種の菓子（ 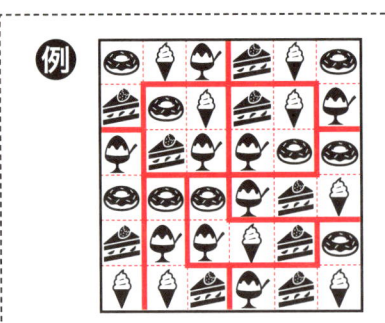 ）が1つずつ入るように、線を引いて全体を9つのブロックに分けましょう。

例　同じ絵がタテかヨコに並ぶ所は、その間に境界線が入ることをヒントに、全体を9つに区切ります。

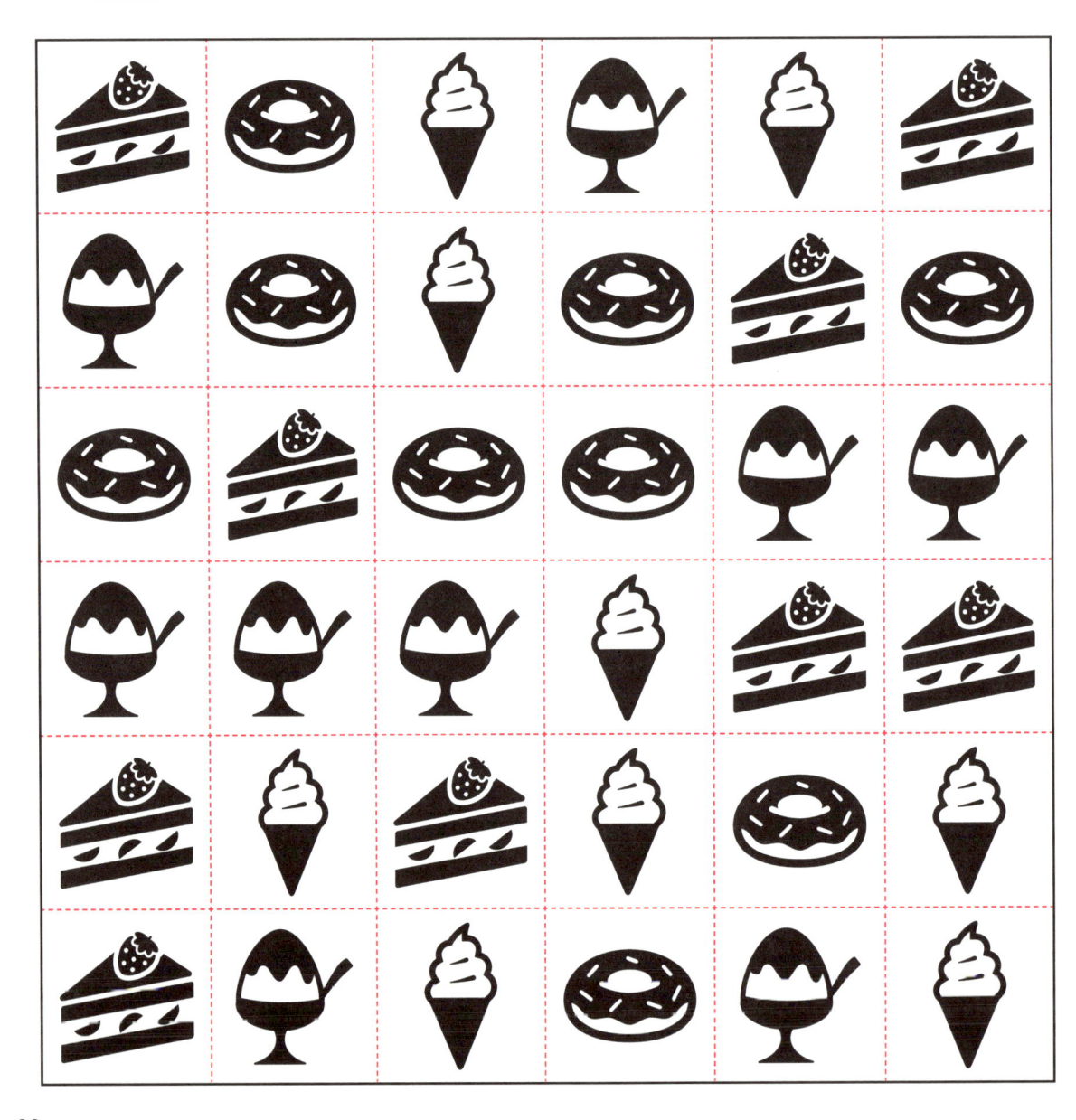

▶二字熟語、三字熟語、四字熟語、五字熟語がタテに合計7コ並んでいます。
リストの字をマスに入れて熟語を完成させましょう。

1

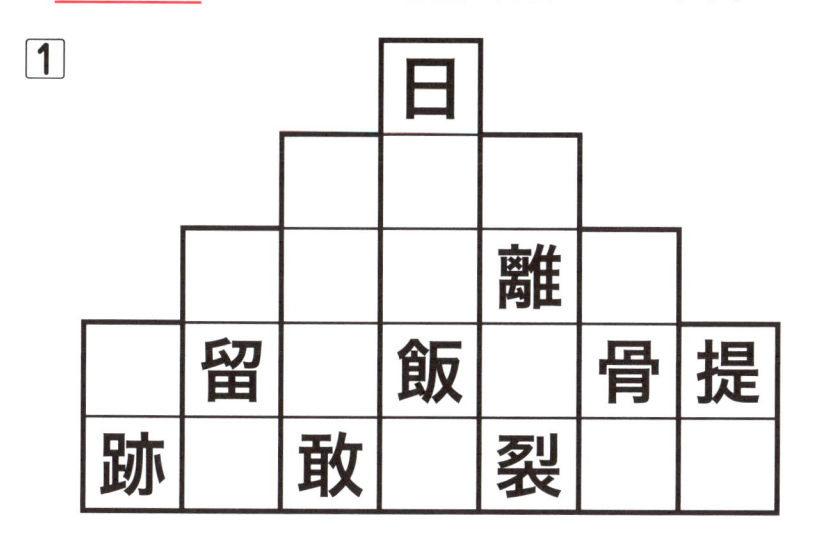

リスト

勇 居 支
果 事 猛
常 真 案
頂 奇 守
　 茶 滅

2

（階段状のマス：持 薄／跡 沙／演 飛 沙／売 把 笑）

リスト

高 無 利
雑 汰 車
手 未 人
多 大 歌
　 談 踏

3

（階段状のマス：距／我 礎／素 恋 琢 風／郷 業）

リスト

源 景 直
遠 桃 切
離 磨 愛
中 偉 夢
　 無 殺

67

▶数字の 1 ～ 184 まで、できるだけ速く線をつなぎましょう。

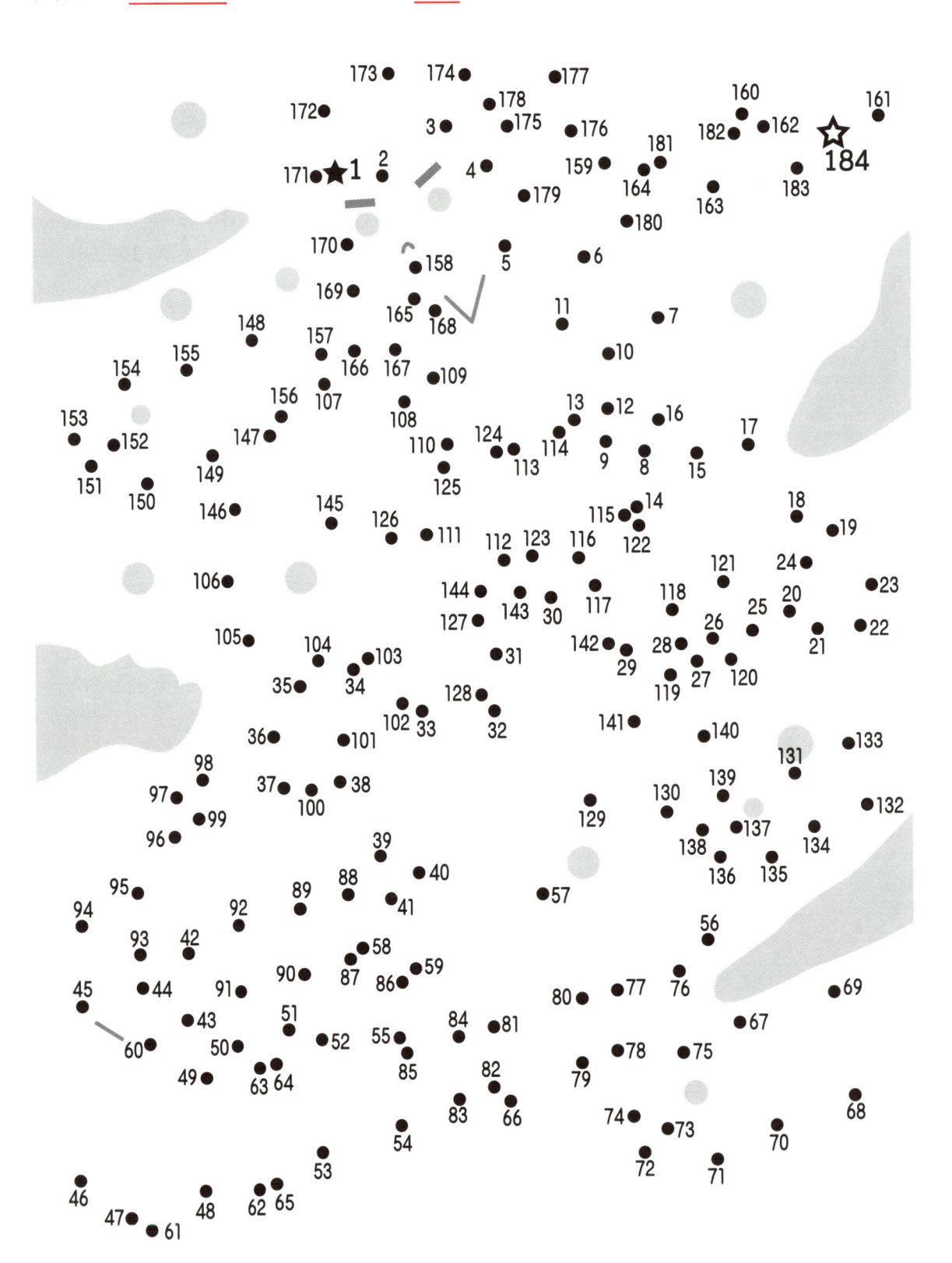

▶ピースをつなぎ合わせ、三字熟語を完成させましょう。

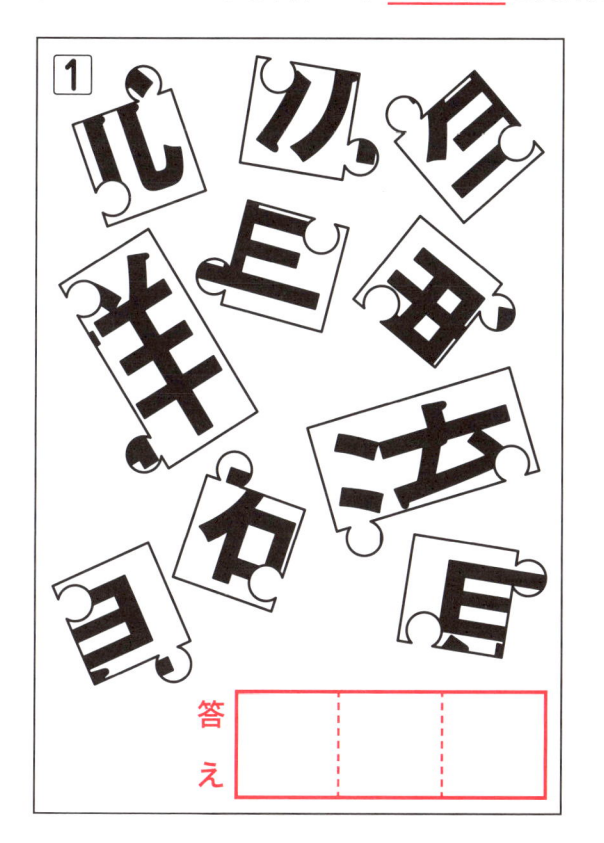

① 答え

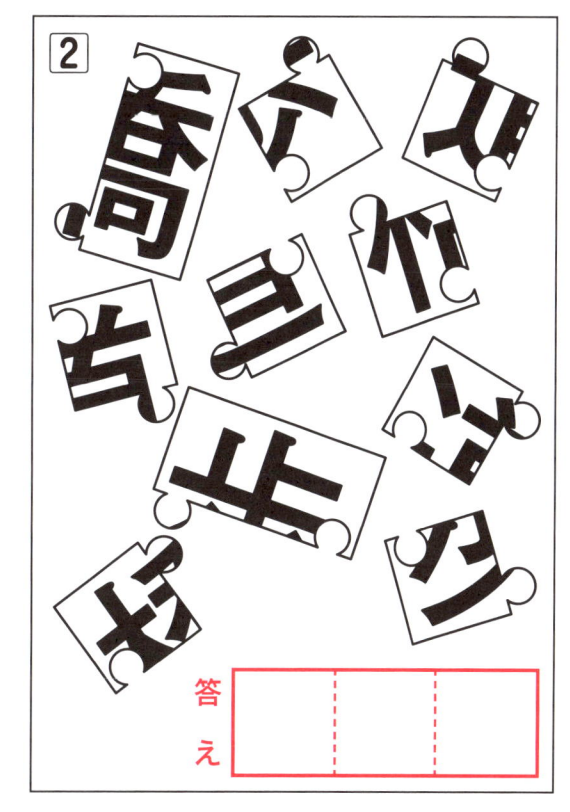

② 答え

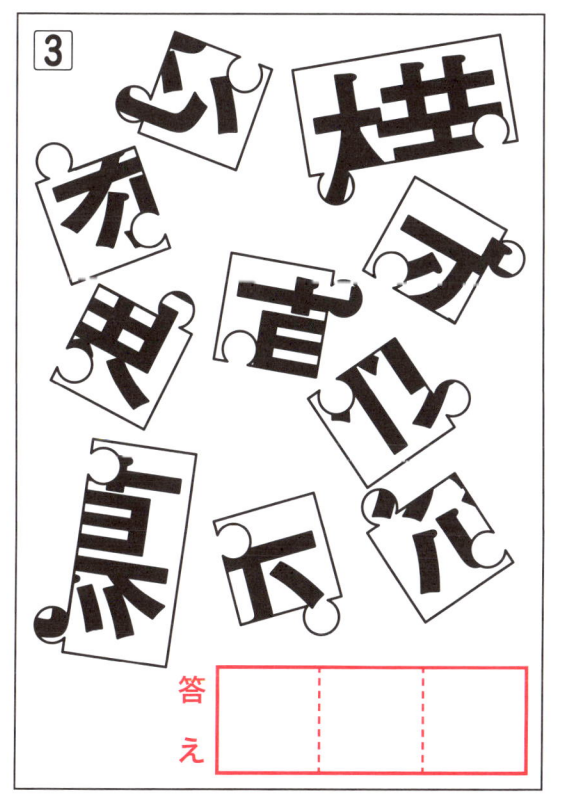

③ 答え

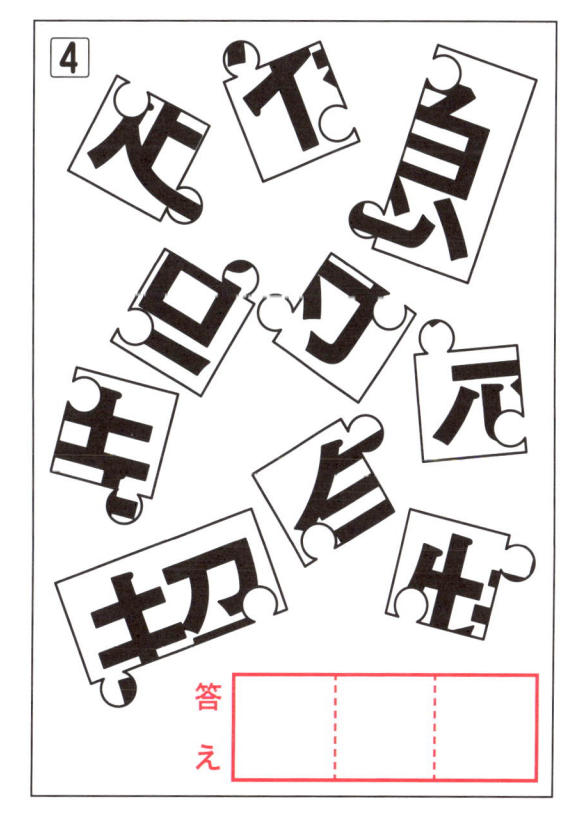

④ 答え

▶ トランプの絵の中に **1 つだけ違うもの**があります。それを探して〇で囲みましょう。

▶ 4つのパーツの中から3つを使って漢字1字をつくり、二字熟語を完成させましょう。

※解き方は17ページ。

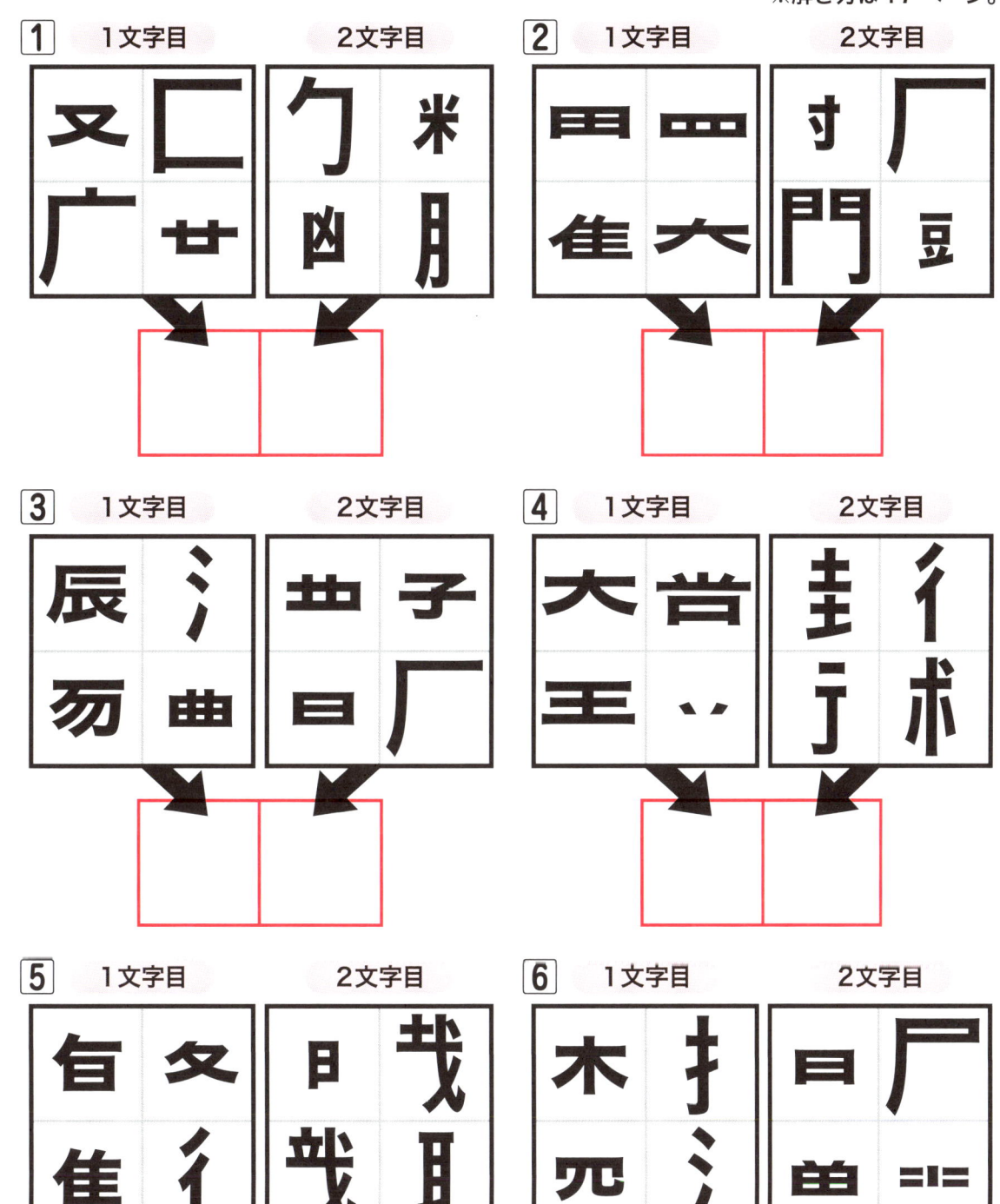

Q67 違うピース探し

▶絵にならないピースや絵と違うピースが3つあります。これらを探しましょう。

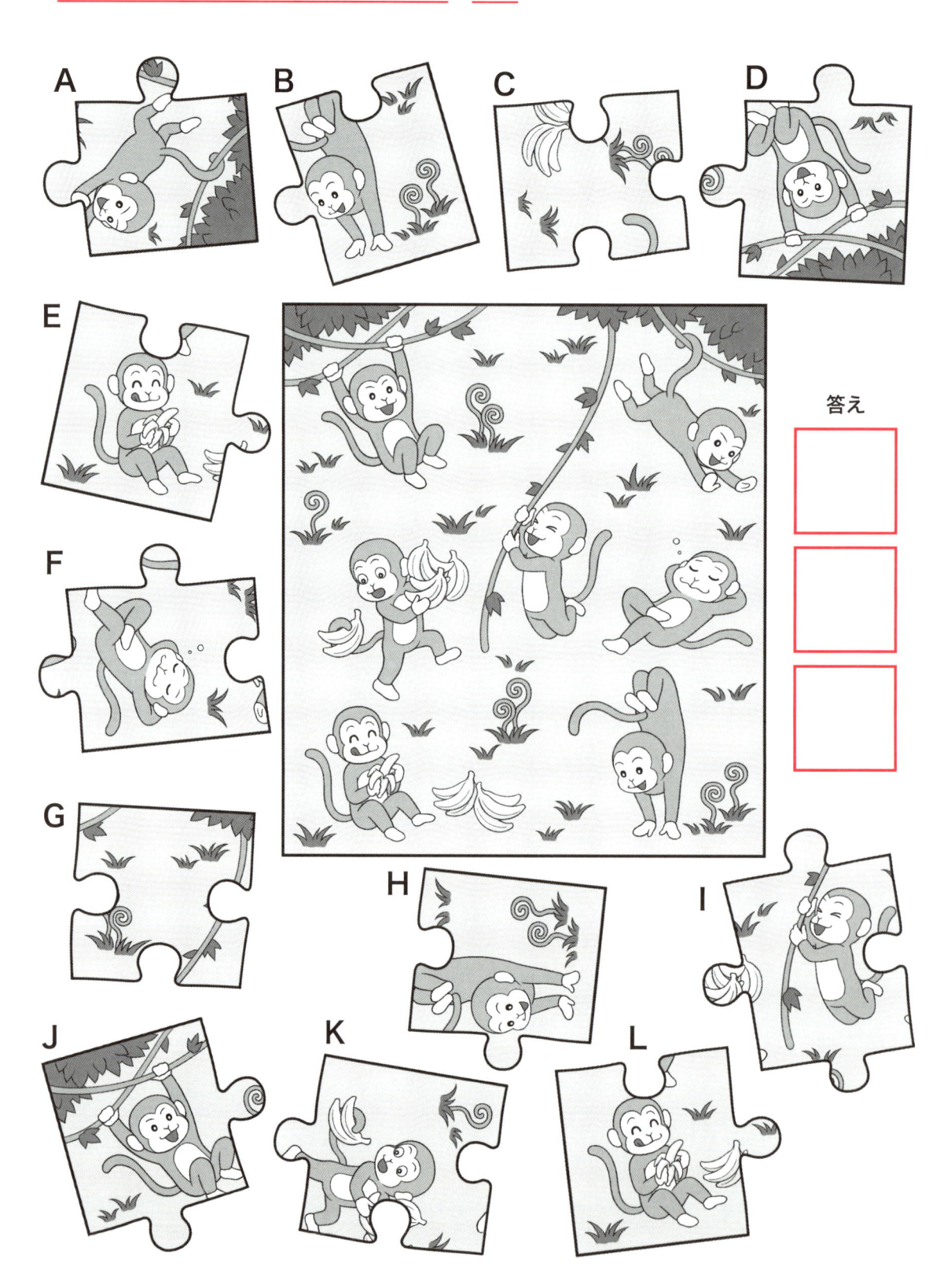

答え

Q68 フルーツ記憶計算

▶絵の数字を 20 秒で覚えましょう。覚えたら手や紙でかくして絵の数字で計算しましょう(例：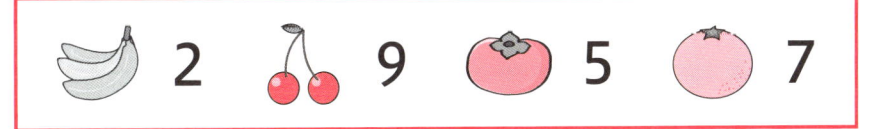は 29 です)。覚えた数字を最初に振ってから計算してもＯＫです。

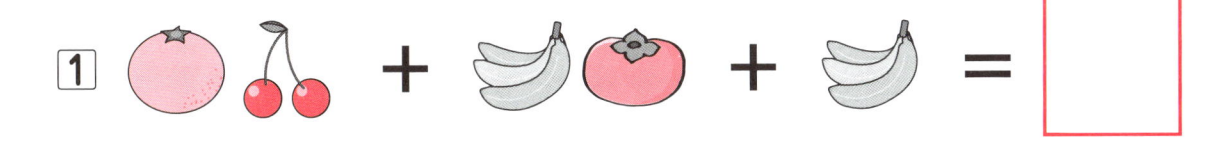

1　🍊🍒 ＋ 🍌🍅 ＋ 🍌 ＝ □

2　🍒🍅 ＋ 🍊 ＋ 🍅🍌 ＝ □

3　🍅🍊 ＋ 🍌🍒 － 🍅 ＝ □

4　🍌🍊 － 🍒 ＋ 🍊🍅 ＝ □

5　🍅🍒 － 🍅🍌 ＋ 🍊 ＝ □

6　🍌🍊 ＋ 🍅🍒 ＋ 🍒 ＝ □

7　🍊🍊 － 🍅🍅 ＋ 🍌 ＝ □

8　🍒 ＋ 🍅🍌 ＋ 🍊🍒 ＝ □

73

Q69 鏡絵間違い探し

▶上の絵を鏡に映したものが下の絵です。誤の間違い9か所を探して〇で囲みましょう。

正

間違い
9か所

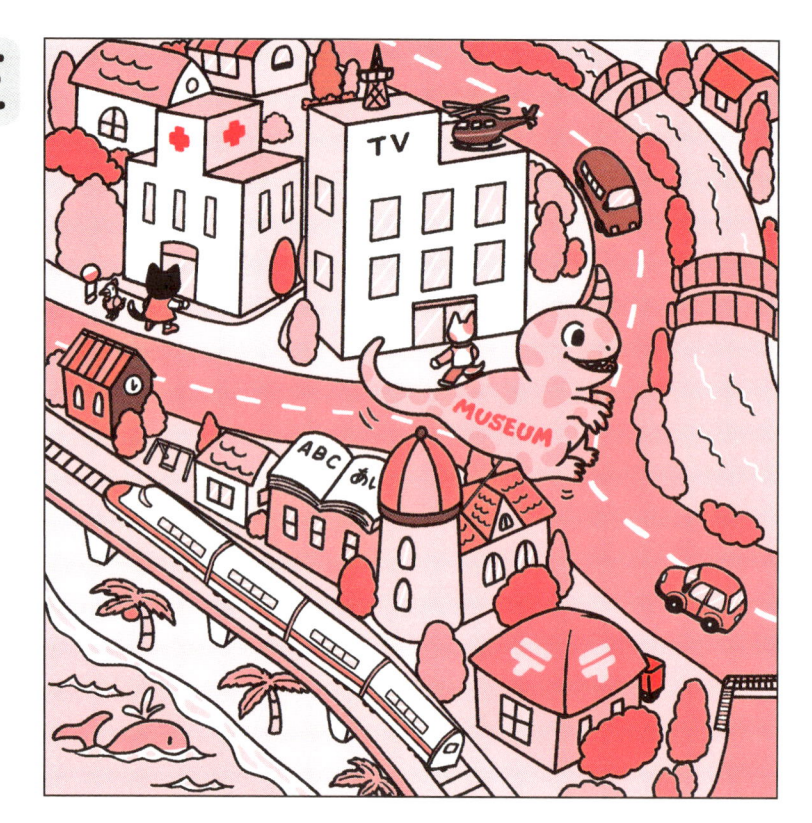

誤

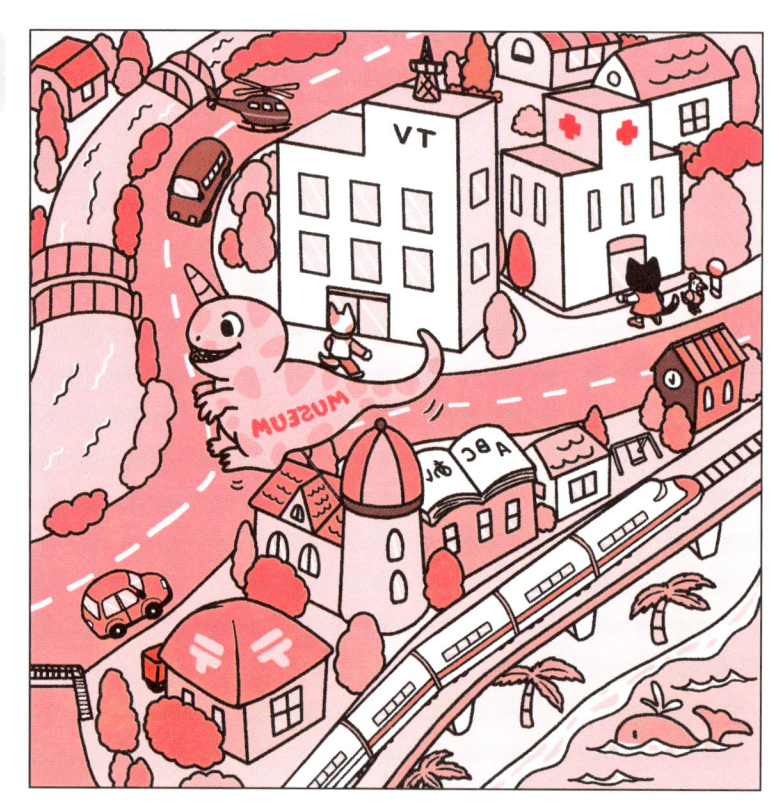

74

Q70 組み合わせ四字熟語

▶ A〜Dのリストから1文字ずつ選び、A〜Dのマスに入れて四字熟語10コを完成させましょう。リストの字は1回ずつすべて使います。

リスト

A	B	C	D
前 単 有 人 自	流 生 由 明 下	行 繚 千 未 試	秋 入 大 行 聞
一 百 交 天 公	言 代 刀 日 花	実 正 泰 直 闊	合 路 乱 達 平

1

A	B	C	D

2

A	B	C	D

3

A	B	C	D

4

A	B	C	D

5

A	B	C	D

6

A	B	C	D

7

A	B	C	D

8

A	B	C	D

9

A	B	C	D

10

A	B	C	D

▶それぞれのイラストの数を全速力で数えて答えましょう。

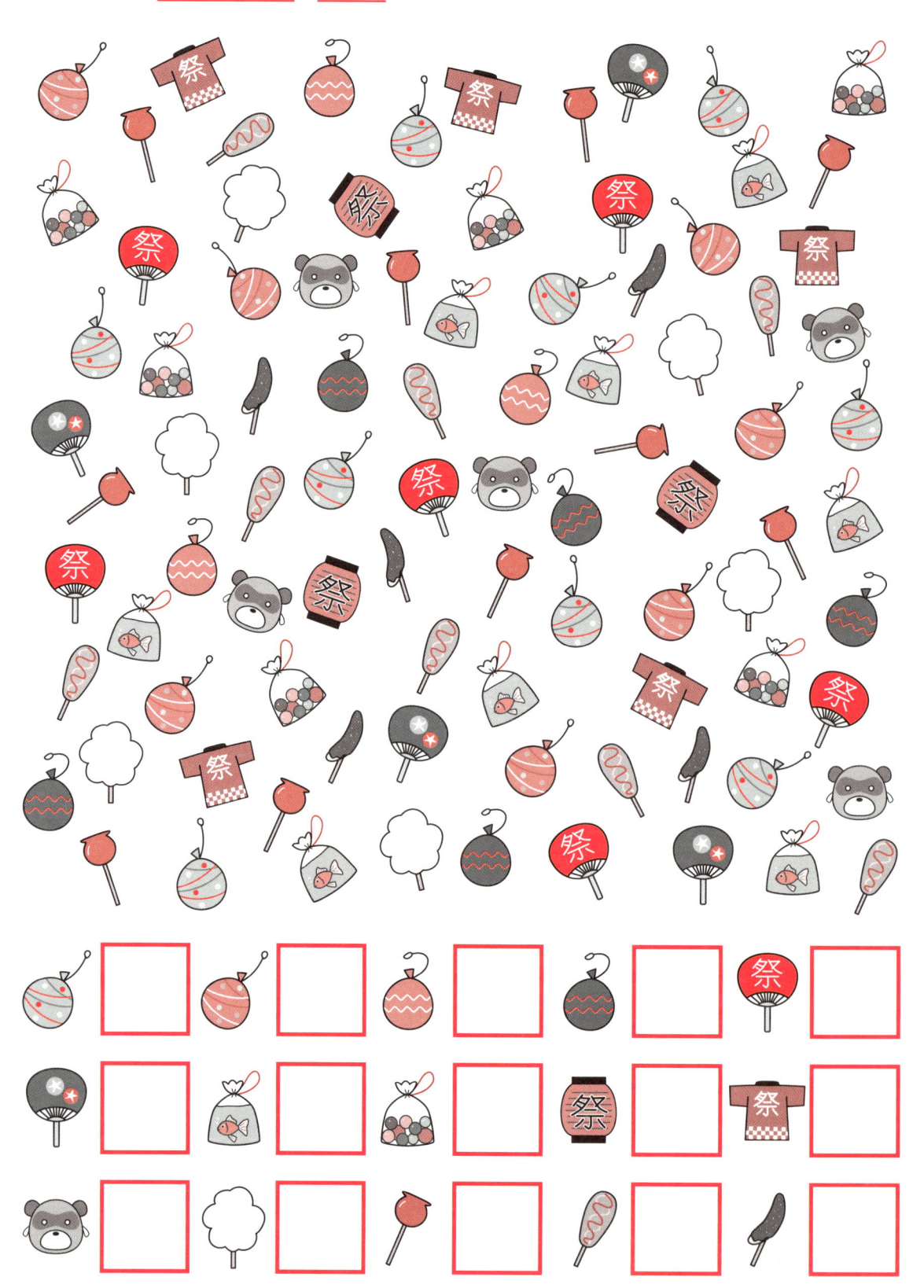

Q72 あみだくじ計算

▶ スタートから数字を足しながら進み、合計がゴールの数になるよう□にあてはまる数字を答えましょう。

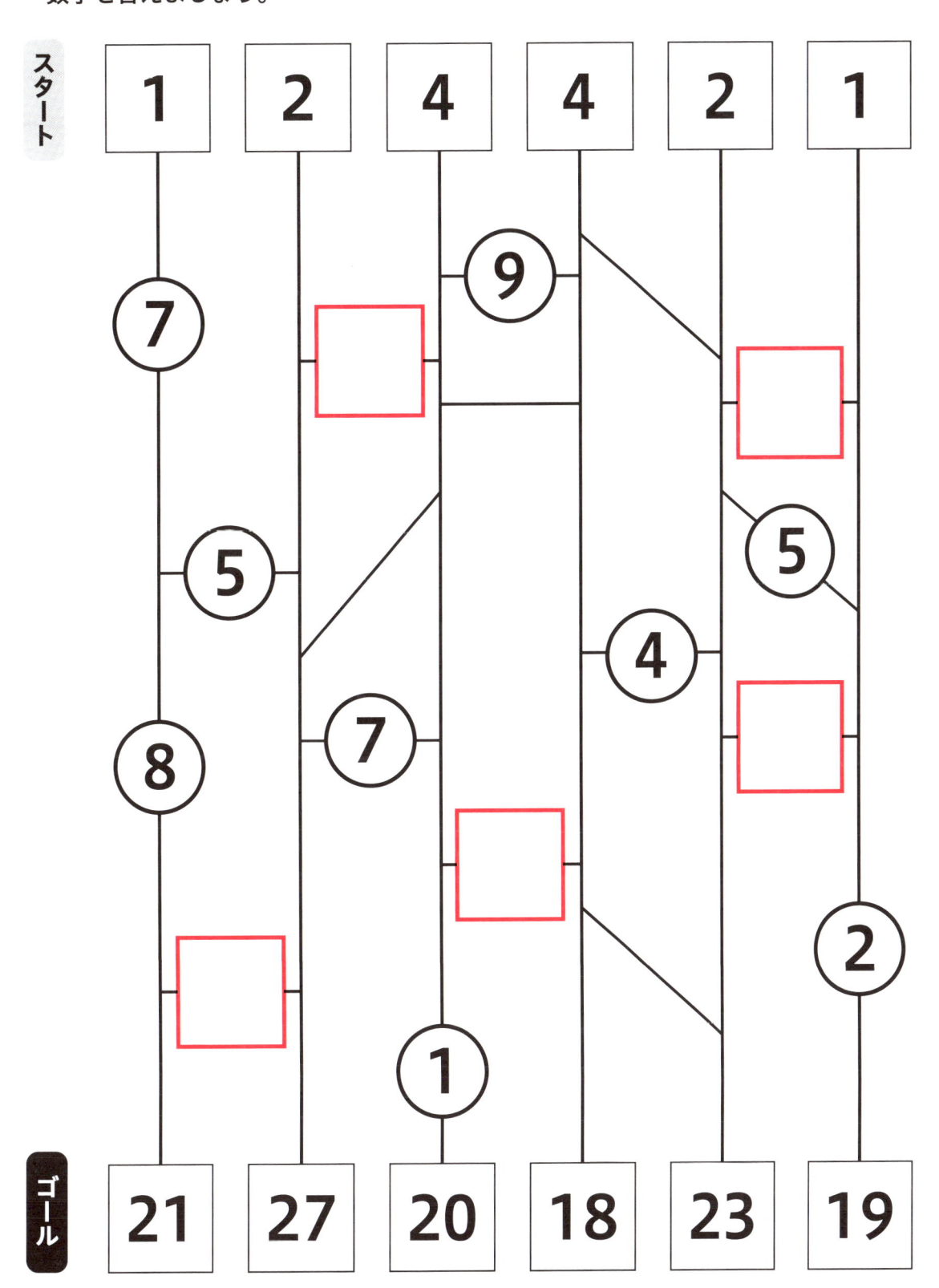

▶4つのパーツの中から**3つ**を使って漢字1字をつくり、二字熟語を完成させましょう。

※解き方は17ページ。

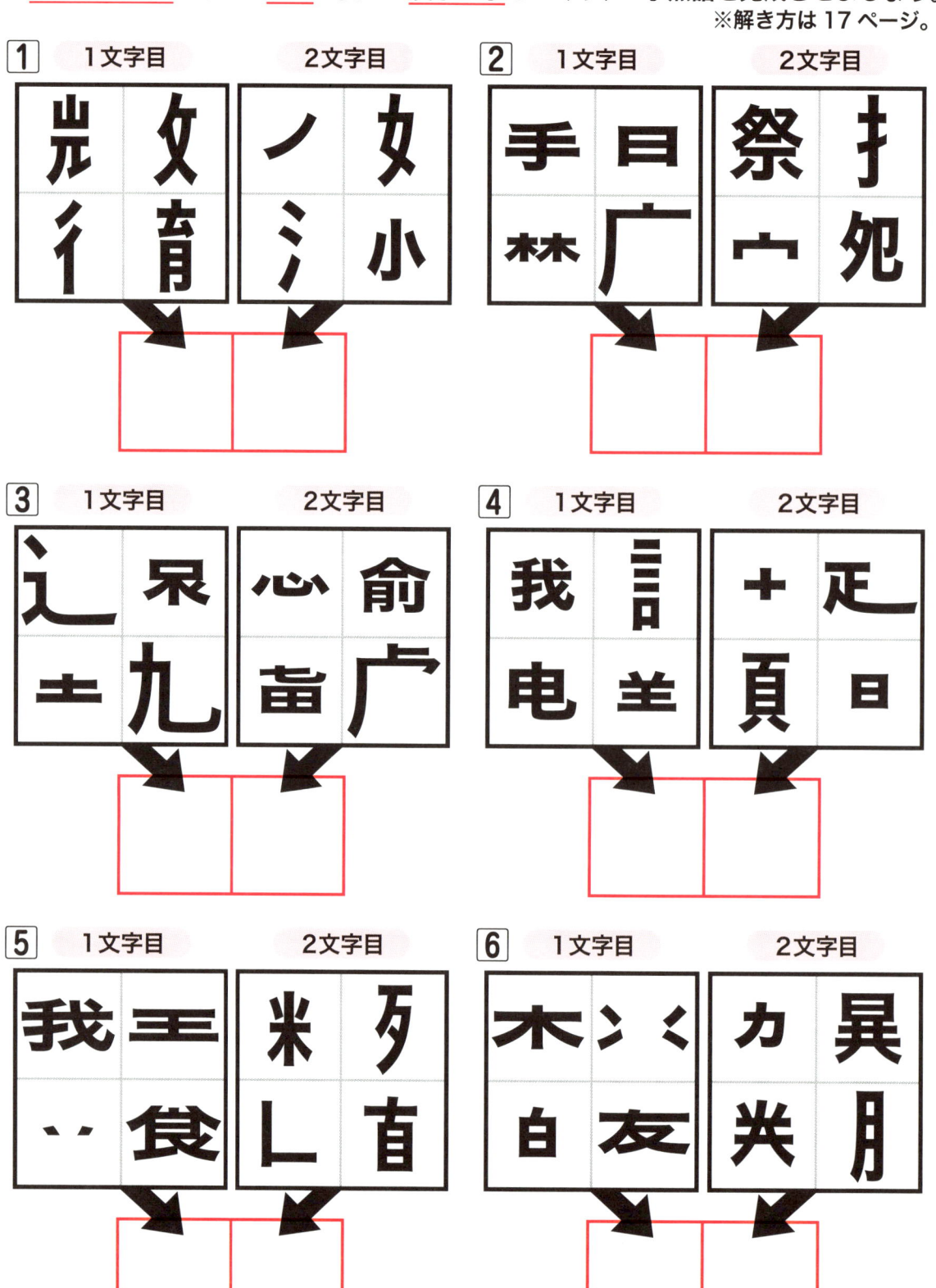

Q74 間違い探し

▶下の絵には 13 か所、上と違う部分があります。それを探して〇で囲みましょう。

間違い
13か所

正

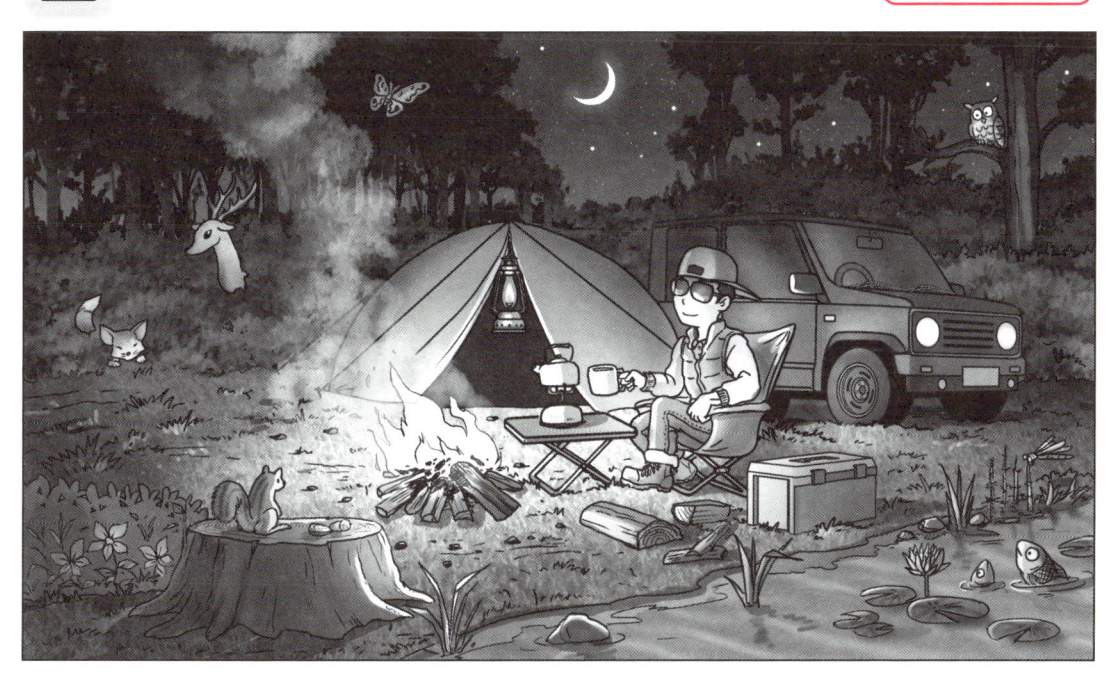

誤

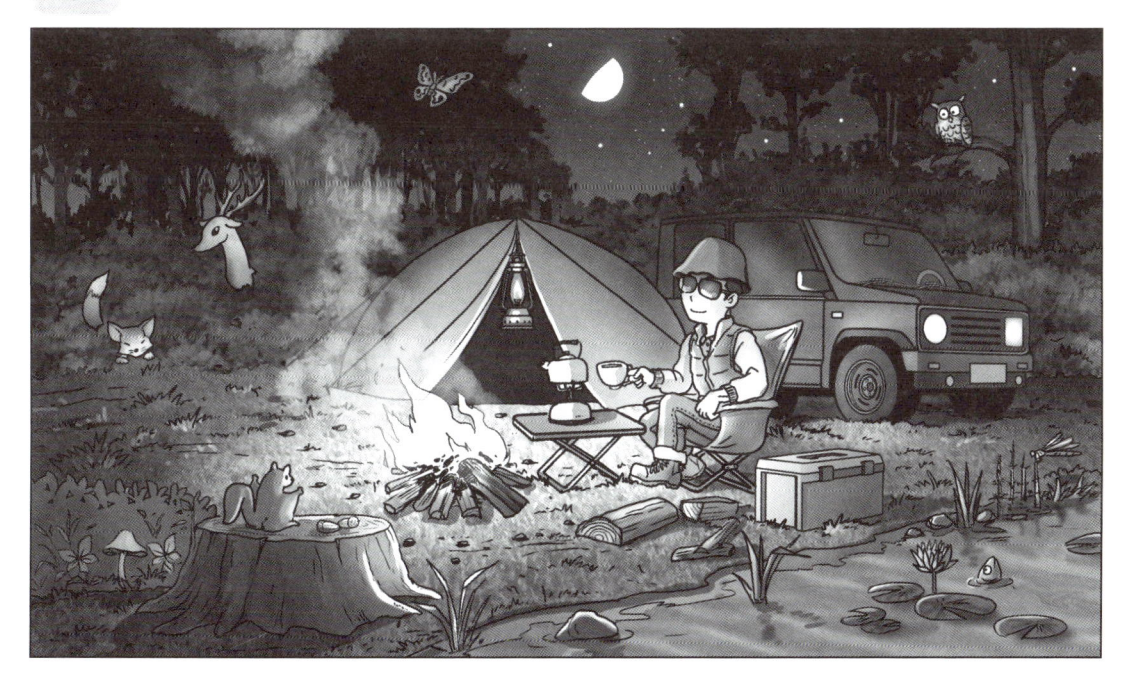

▶すでに入っている漢字をヒントにピースをマスにそのままの向きではめ、クロスワードを完成させましょう。ただし使わないピースが1つあります。

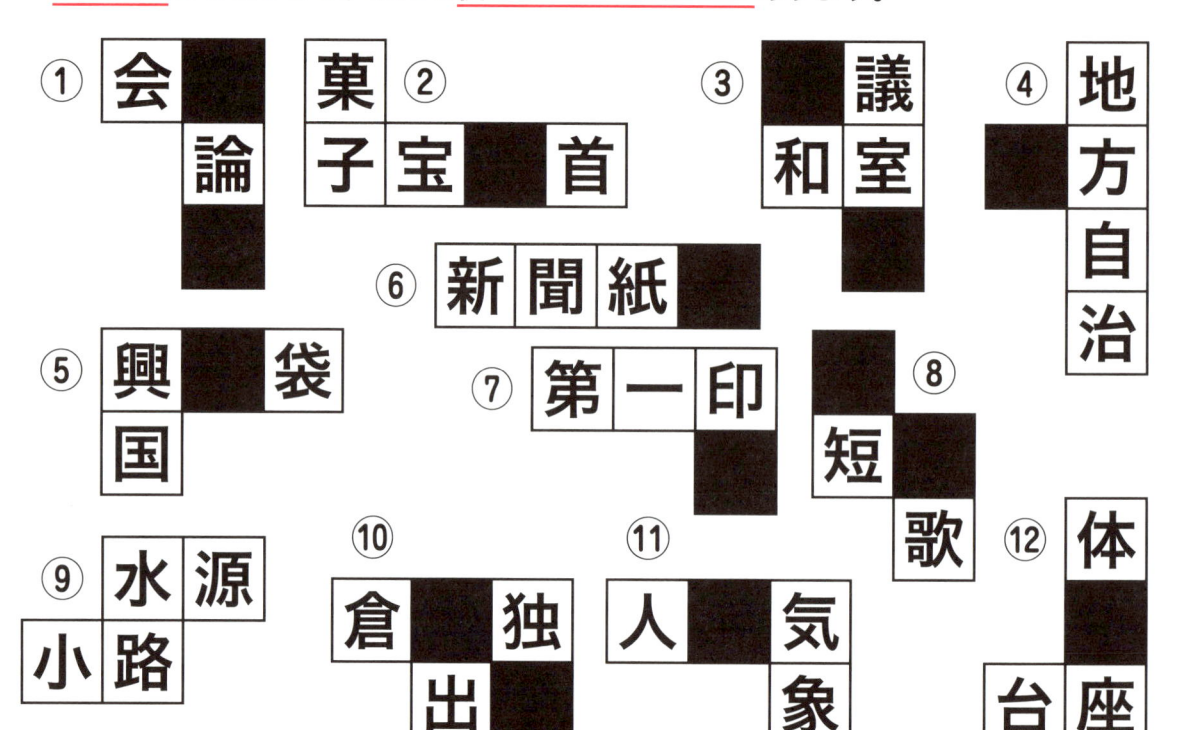

▶数字の 1 〜 160 まで、できるだけ速く線をつなぎましょう。

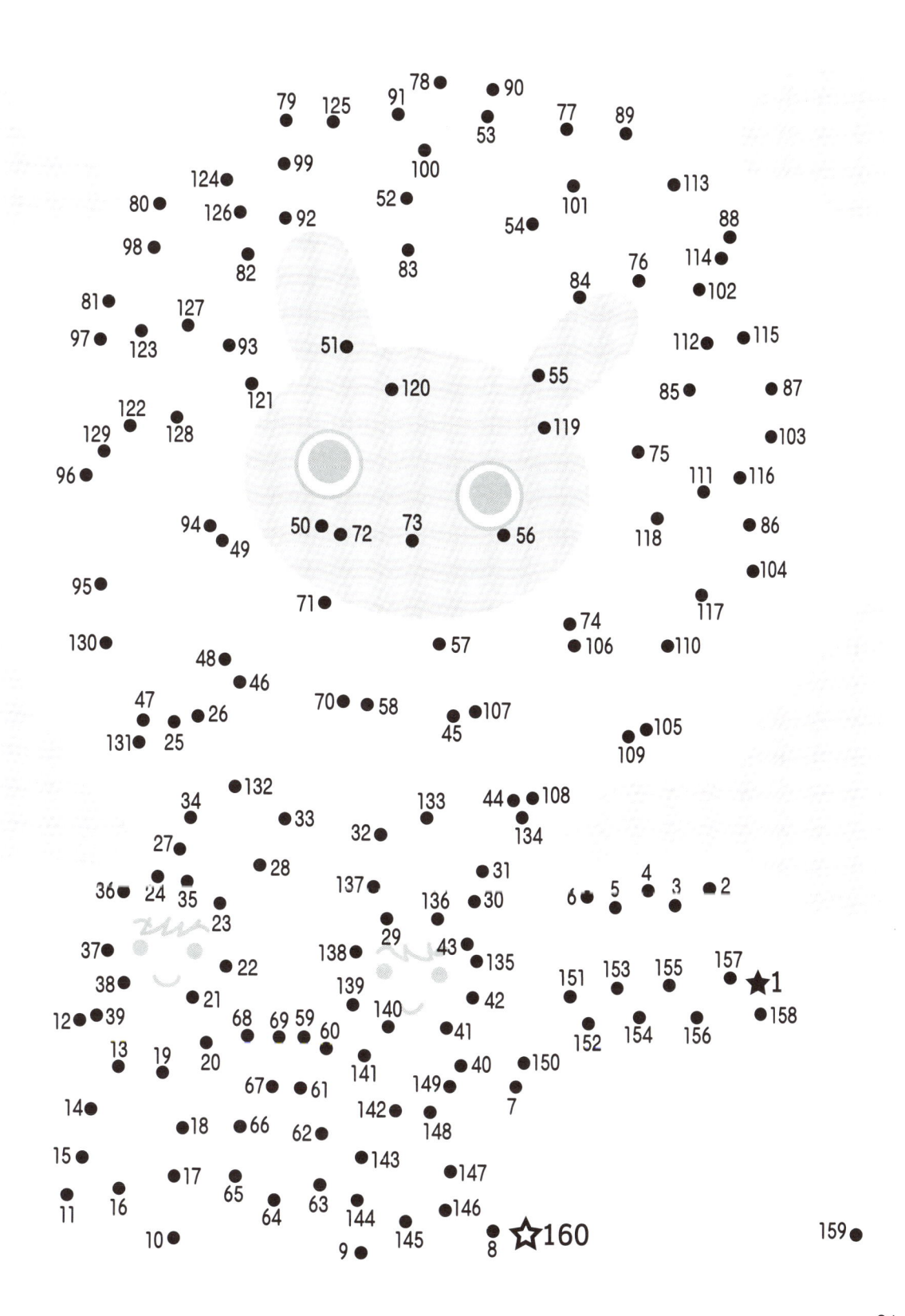

解 答

Q1

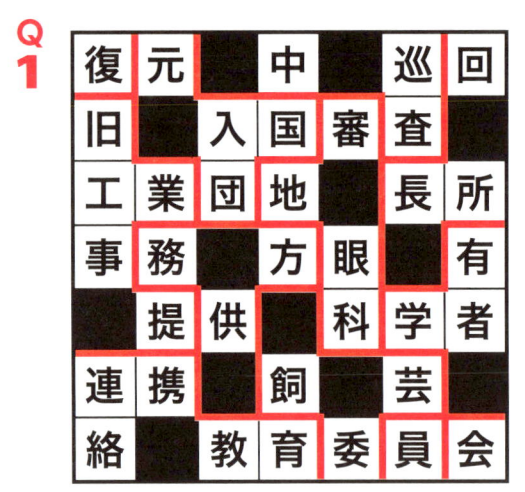

使わないピースは⑨

Q2

Q3

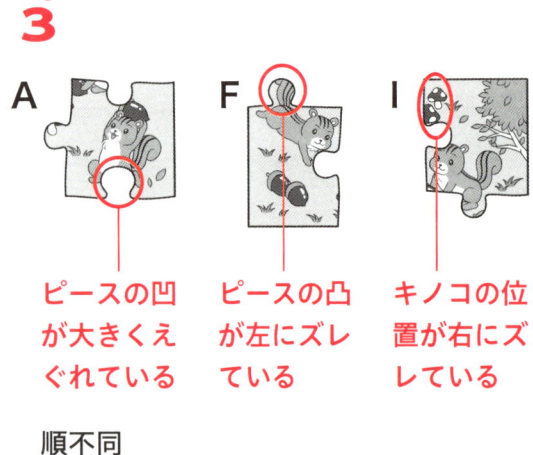

A　ピースの凹が大きくえぐれている

F　ピースの凸が左にズレている

I　キノコの位置が右にズレている

順不同

Q4

1　24 + 46 + 8 = 78

2　6 + 84 − 8 = 82

3　82 − 48 + 6 = 40

4　22 − 4 + 86 = 104

5　48 − 26 − 4 = 18

6　64 + 86 − 8 = 142

7　6 + 42 − 24 = 24

8　26 + 68 − 4 = 90

Q5

1　視聴者

2　星条旗

3　免罪符

4　投手戦

5　集大成

6　風見鶏

Q6

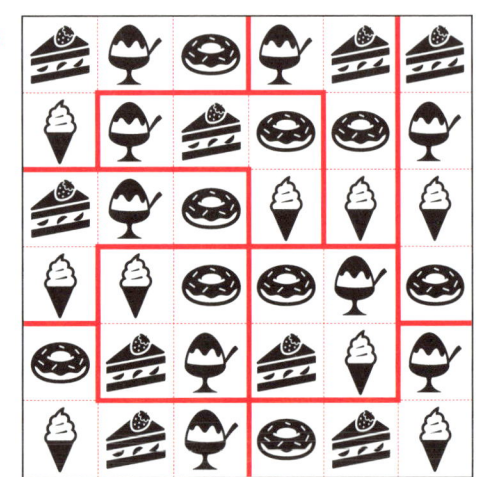

Q7

[1]

注|文
化|粧
遺|跡
国|産

[2]

変|則
夢|幻
自|活
現|在

[3]

厚|意
味|覚
深|海
波|長

[4]

操|縦
横|断
無|茶
尽|力

[5]

形|相
乗|車
有|効
果|肉

[6]

辛|抱
裏|腹
絶|大
倒|立

Q8

[1]

3	6	1	5	4	2
4	2	5	6	1	3
1	3	2	4	5	6
5	4	6	2	3	1
6	1	4	3	2	5
2	5	3	1	6	4

[2]

1	4	5	3	2	6
6	2	3	4	5	1
4	1	2	5	6	3
3	5	6	2	1	4
2	6	4	1	3	5
5	3	1	6	4	2

[3]

6	3	4	1	2	5
2	1	5	4	3	6
1	6	3	2	5	4
4	5	2	6	1	3
3	2	6	5	4	1
5	4	1	3	6	2

Q9

[1] 優勝旗
[2] 瀬戸際
[3] 筆不精
[4] 半熟卵

Q10

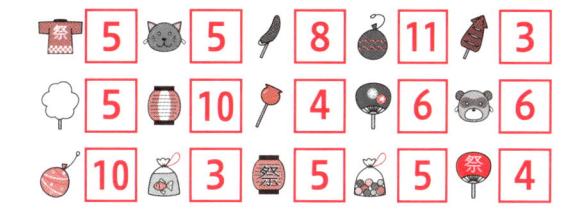

Q11

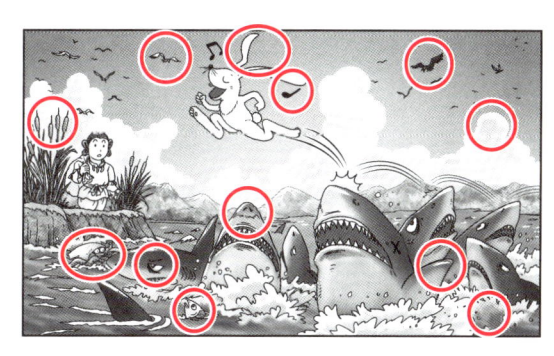

Q12

[1] 散策
[2] 驚異
[3] 激減
[4] 謙虚
[5] 緊密

Q13

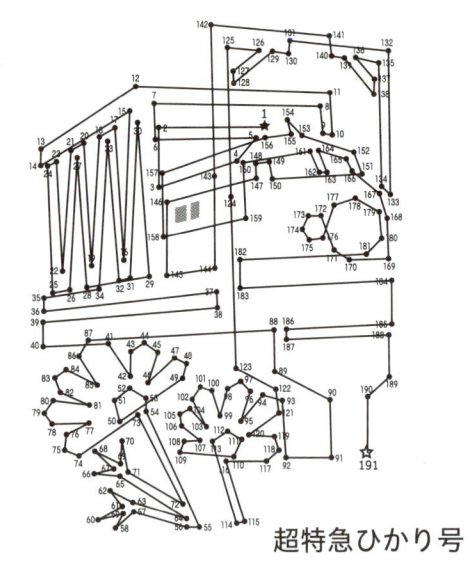

超特急ひかり号

Q14

①
```
      不
    美 完 感
  荒 辞 全 慨 猿
健 療 麗 燃 無 真 融
脚 治 句 焼 量 似 通
```

②
```
      喧
    安 嘩 猪
  閑 穏 両 突 月
無 古 無 成 猛 桂 快
難 鳥 事 敗 進 冠 挙
```

③
```
      井
    天 戸 一
  内 真 端 網 燕
躍 弁 爛 会 打 尾 朗
進 慶 漫 議 尽 服 報
```

Q15

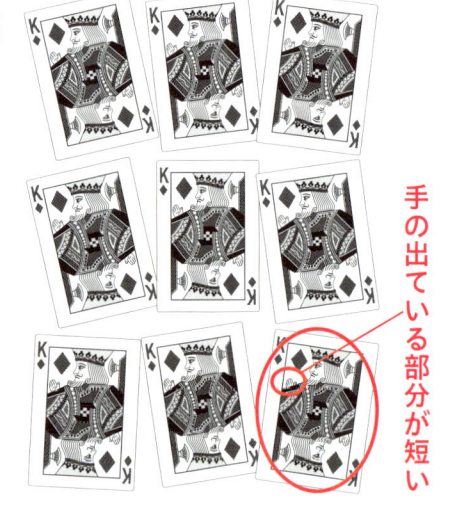

手の出ている部分が短い

Q16

理	異	破	北	未	優	文	読	新	自
路	国	顔	斗	来	柔	明	書	進	己
整	情	一	七	永	不	開	三	気	満
然	緒	笑	星	劫	断	化	昧	鋭	足

Q17

〈ない数字〉

23　27　35　42　44

順不同

Q18

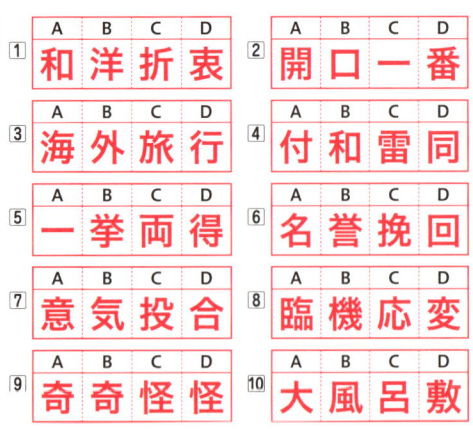

	A	B	C	D			A	B	C	D
①	和	洋	折	衷		②	開	口	一	番
③	海	外	旅	行		④	付	和	雷	同
⑤	一	挙	両	得		⑥	名	誉	挽	回
⑦	意	気	投	合		⑧	臨	機	応	変
⑨	奇	奇	怪	怪		⑩	大	風	呂	敷

① ～ ⑩ は順不同

Q19

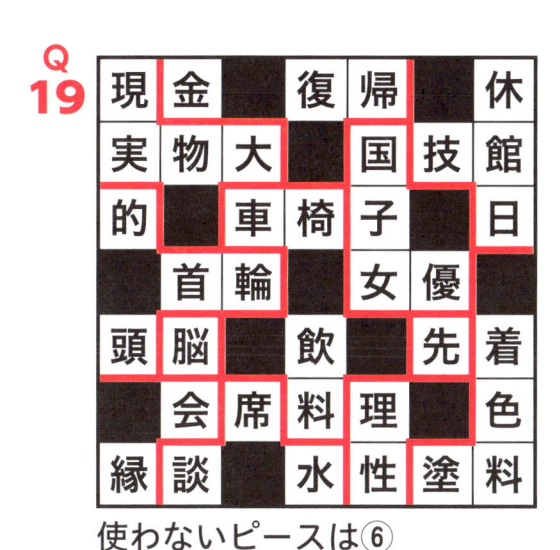

現	金		復	帰		休
実	物	大		国	技	館
的		車	椅	子		日
	首	輪		女	優	
頭	脳		飲		先	着
	会	席	料	理		色
縁	談		水	性	塗	料

使わないピースは⑥

Q20

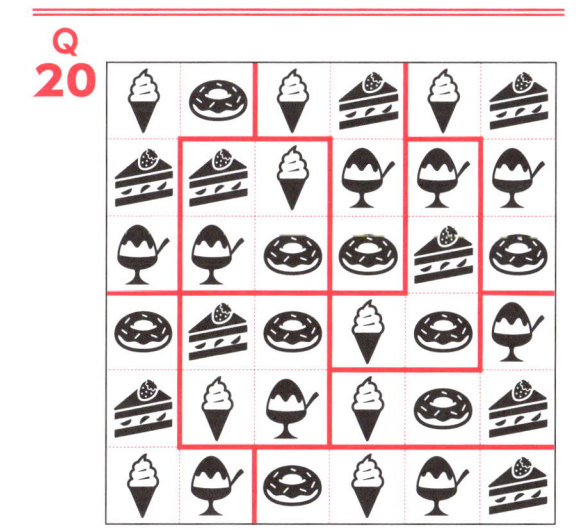

Q21

1 遣唐使
2 功労者
3 最年少
4 好景気
5 帰省中
6 一般的

Q22

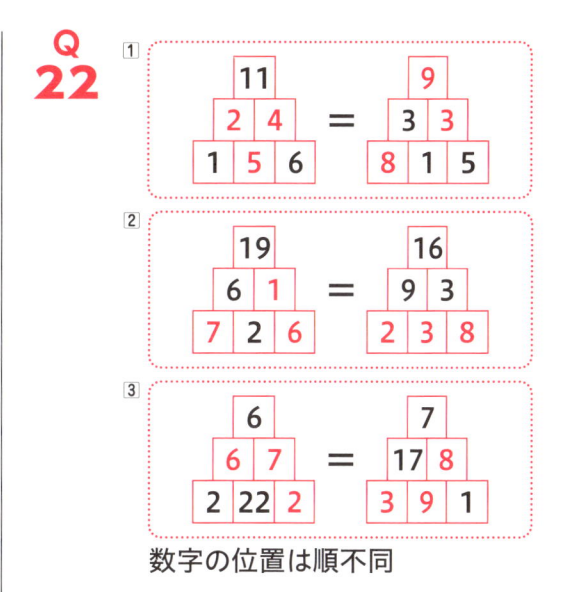

数字の位置は順不同

Q23

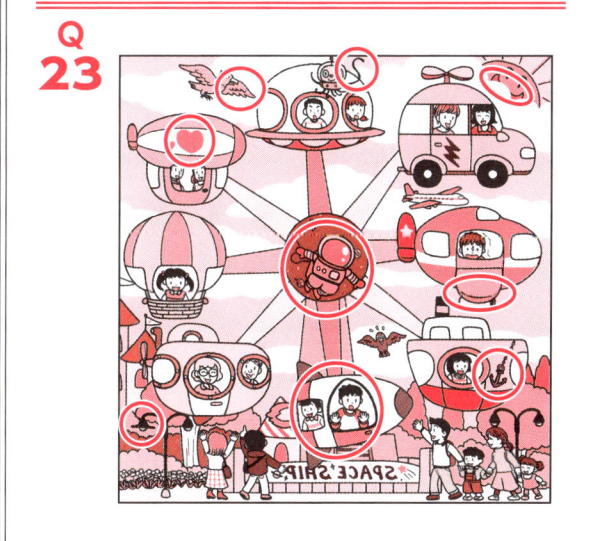

Q24

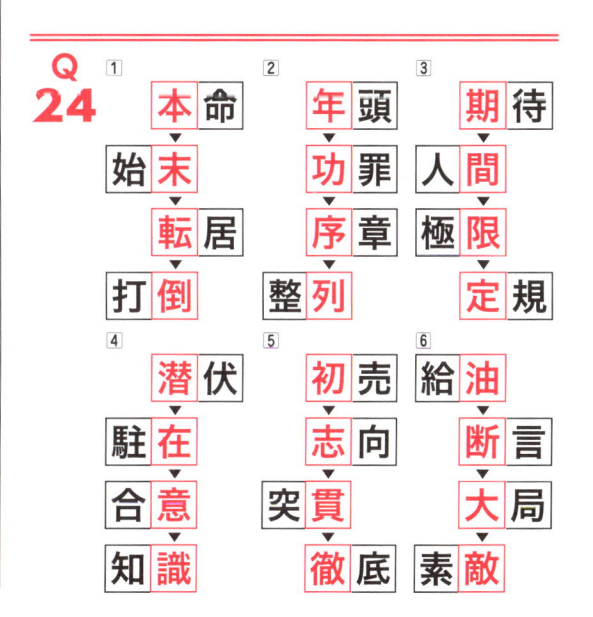

Q25

スタート

| 1 | 3 | 2 | 3 | 4 | 1 |

②　③　①　⑥　⑤　②

①　　　④　　8　②

2　　5

8　　9

4　　3

ゴール

| 25 | 10 | 19 | 20 | 24 | 21 |

Q26

1 暗黙
2 遺憾
3 湾岸
4 熱望
5 慈愛
6 敏腕

Q27

D　G　K

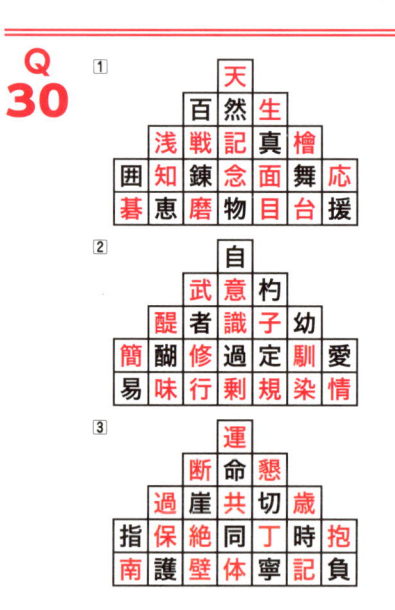

にんじんが少し深めに埋まっている

にんじんが短くなっている

にんじんが右に傾いている

順不同

Q28

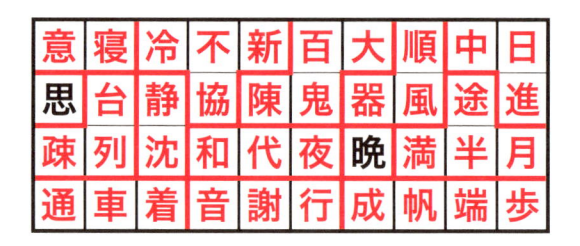

意	寝	冷	不	新	百	大	順	中	日
思	台	静	協	陳	鬼	器	風	途	進
疎	列	沈	和	代	夜	晩	満	半	月
通	車	着	音	謝	行	成	帆	端	歩

Q29

消防車とネコ

Q30

①

```
          天
      百  然  生
    浅  戦  記  真  檜
  囲  知  錬  念  面  舞  応
  碁  恵  磨  物  目  台  援
```

②

```
          自
      武  意  杓
    醍  者  識  子  幼
  簡  醐  修  過  定  馴  愛
  易  味  行  剰  規  染  情
```

③

```
          運
      断  命  懇
    過  崖  共  切  歳
  指  保  絶  同  丁  時  抱
  南  護  壁  体  寧  記  負
```

86

Q31

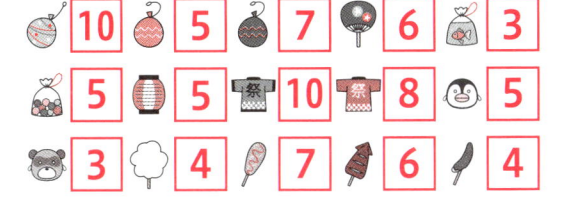

🪀	10	🎐	5	🎐	7	🪭	6	🎣	3

| 🍙 | 5 | 🏮 | 5 | 祭 | 10 | 祭 | 8 | 🐧 | 5 |

| 🐻 | 3 | 🍭 | 4 | 🌭 | 7 | 🎇 | 6 | 🍡 | 4 |

Q32

	A	B	C	D
1	用	意	周	到

	A	B	C	D
2	二	人	三	脚

	A	B	C	D
3	私	鉄	沿	線

	A	B	C	D
4	意	気	揚	揚

	A	B	C	D
5	奇	想	天	外

	A	B	C	D
6	古	今	東	西

	A	B	C	D
7	先	手	必	勝

	A	B	C	D
8	大	胆	不	敵

	A	B	C	D
9	赤	道	直	下

	A	B	C	D
10	心	機	一	転

1〜10は順不同

Q33

1

```
      14
   2   9    =
 1   8   2
```
```
      4
   15   3
  5   6   3
```

2

```
      9
  15   7    =
 6   1   4
```
```
      5
    8   6
  17   3   3
```

3

```
      20
   9   6    =
 2   6   7
```
```
      29
    3   8
  4   5   1
```

数字の位置は順不同

Q34

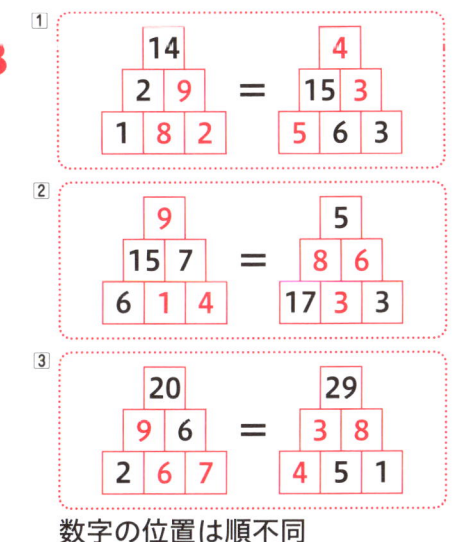

髪が長い

Q35

1 紫外線
2 禁煙車
3 金輪際
4 修飾語
5 出世作
6 全盛期

Q36

(ケーキ・デザートのイラスト図）

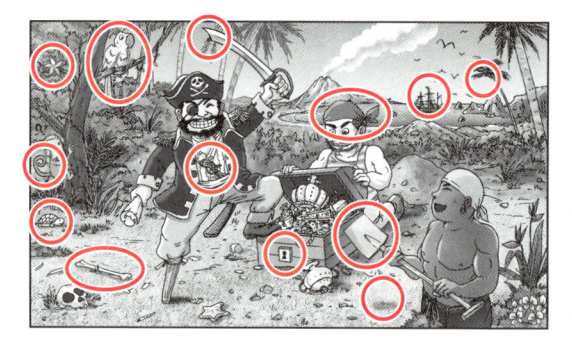

[1]

5	6	4	1	3	2
2	1	3	5	6	4
4	5	2	3	1	6
1	3	6	4	2	5
3	2	5	6	4	1
6	4	1	2	5	3

[2]

2	5	1	3	6	4
4	3	6	1	2	5
1	2	5	4	3	6
3	6	4	2	5	1
5	1	3	6	4	2
6	4	2	5	1	3

[3]

4	5	6	3	2	1
3	2	1	4	5	6
6	1	5	2	3	4
2	4	3	6	1	5
1	6	2	5	4	3
5	3	4	1	6	2

[1] 有意義

[2] 喫茶店

[3] 終着駅

[4] 紙吹雪

↓ スタート

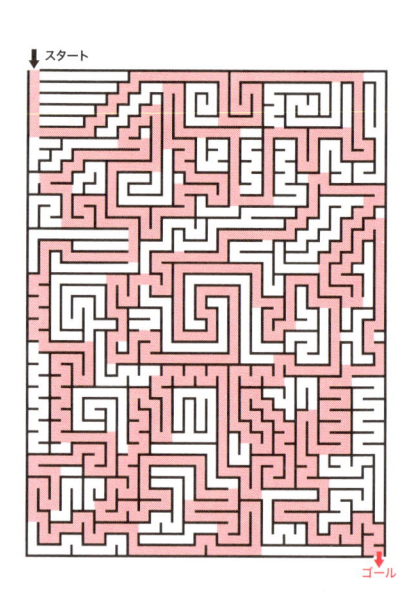

ゴール

[1] $36 + 82 - 6 = 112$

[2] $28 + 8 - 32 = 4$

[3] $26 - 3 + 82 = 105$

[4] $33 - 28 + 6 = 11$

[5] $23 + 62 - 8 = 77$

[6] $22 - 6 + 38 = 54$

[7] $86 - 63 - 2 = 21$

[8] $83 - 28 - 6 = 49$

[1] 健康法

[2] 蛍光色

[3] 参事官

[4] 厳冬期

[5] 講談師

[6] 正念場

Q43

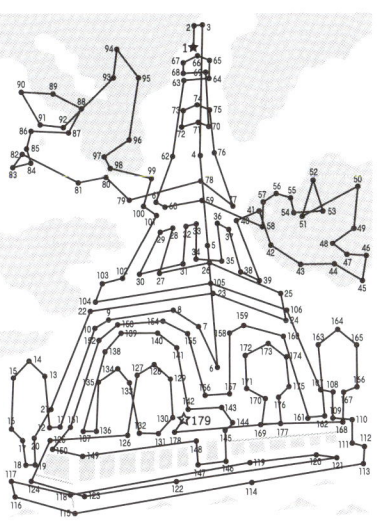

エッフェル塔（パリ）

Q44

大	家	試	単	波	七	管	医	神	完
盤	庭	行	純	瀾	転	弦	食	出	全
振	円	錯	明	万	八	楽	同	鬼	無
舞	満	誤	快	丈	起	団	源	没	欠

Q45

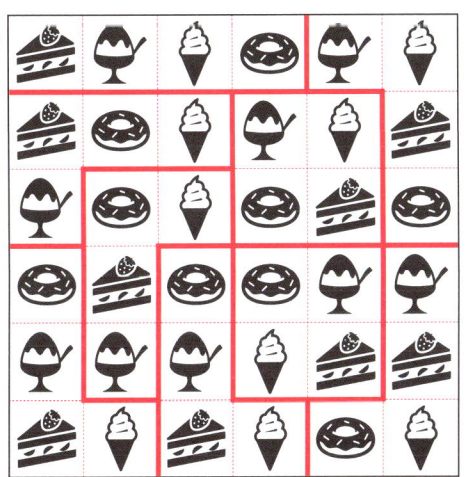

Q46

①

6	3	4	2	1	5
2	1	5	3	6	4
1	4	2	5	3	6
3	5	6	1	4	2
5	6	1	4	2	3
4	2	3	6	5	1

②

1	2	5	6	3	4
3	4	6	1	2	5
5	1	2	4	6	3
4	6	3	2	5	1
2	5	1	3	4	6
6	3	4	5	1	2

③

3	1	5	2	4	6
4	2	6	1	5	3
5	3	1	4	6	2
2	6	4	5	3	1
6	4	2	3	1	5
1	5	3	6	2	4

Q47

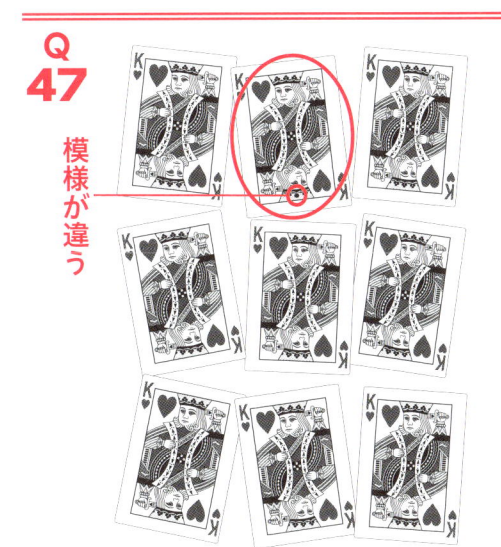

模様が違う

Q48

① 感銘
② 遅刻
③ 怪獣
④ 厳選
⑤ 接待
⑥ 執着

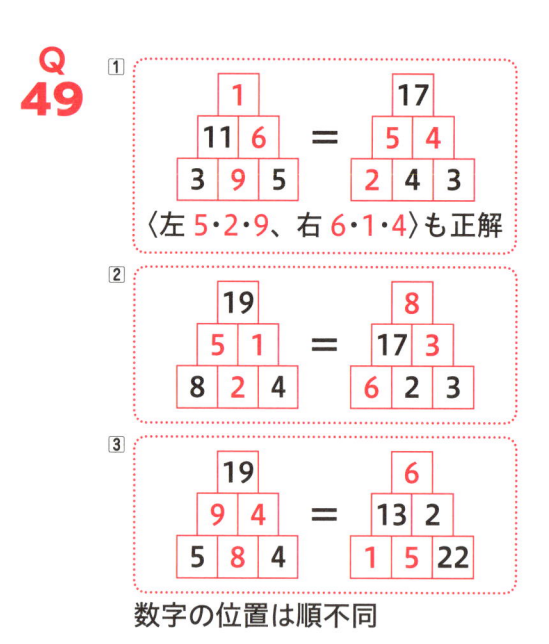

① 〈左 5・2・9、右 6・1・4〉も正解

②

③ 数字の位置は順不同

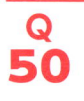

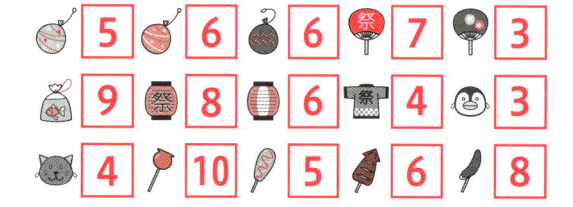

	5		6		6	祭 7		3
9		8		6		4		3
4		10		5		6		8

①	②	③
胸中	独自	拍車
先発	経由	着手
再三	奔走	一喝
採寸	放置	采配

④	⑤	⑥
不服	面子	先陣
許可	反目	熱中
思考	暗躍	見事
議長	如実	舞台

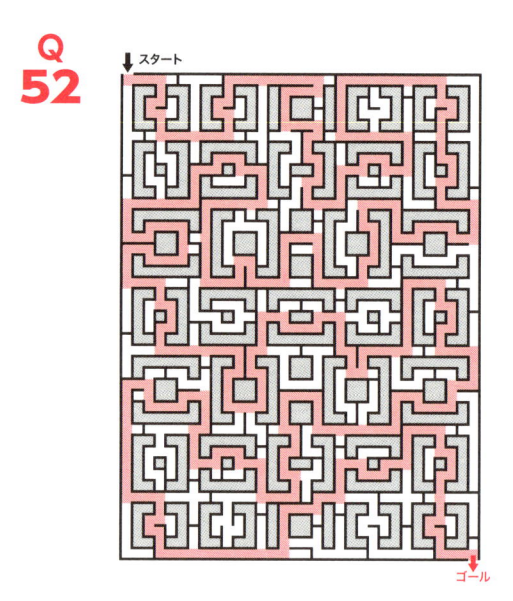

↓ スタート

ゴール

〈ない数字〉

57　62　69　82　93

順不同

① 図書館

② 低姿勢

③ 雨模様

④ 無頓着

Q55

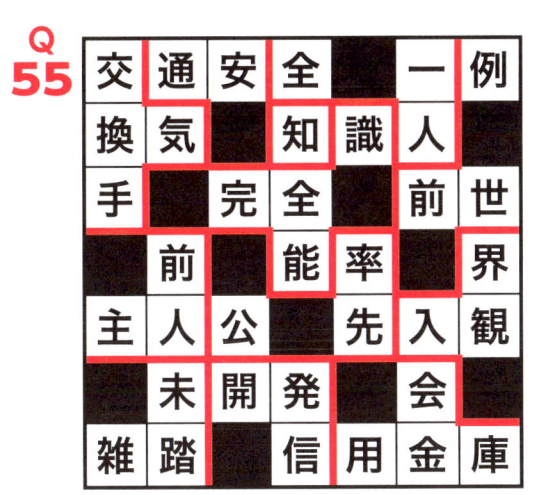

使わないピースは⑨

Q56

①
5	3	2	1	6	4
1	6	4	5	2	3
3	2	5	4	1	6
6	4	1	2	3	5
4	1	6	3	5	2
2	5	3	6	4	1

②
6	3	2	5	4	1
5	4	1	3	2	6
4	6	3	2	1	5
1	2	5	4	6	3
3	1	4	6	5	2
2	5	6	1	3	4

③
2	5	6	3	4	1
1	3	4	2	5	6
6	4	2	5	1	3
3	1	5	6	2	4
4	2	3	1	6	5
5	6	1	4	3	2

Q57

① 鬼才 → 音色 → 兼業 → 装備

② 終電 → 逆光 → 化石 → 火種

③ 問屋 → 贈答 → 無様 → 作用

④ 地平 → 肩身 → 低温 → 没頭

⑤ 暗示 → 術中 → 模型 → 索引

⑥ 千鳥 → 時差 → 万歳 → 選別

Q58

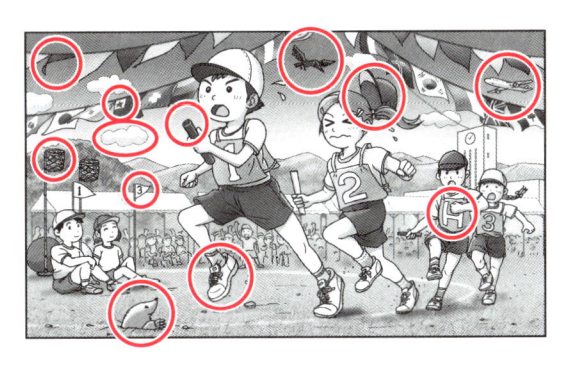

Q59

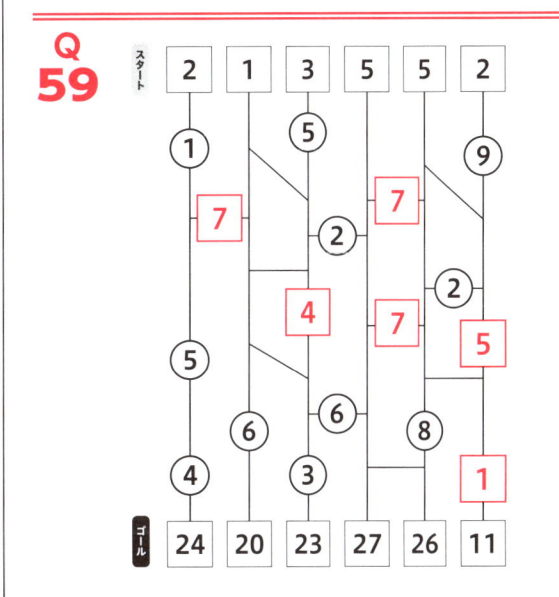

Q60

上	空	思	千	希	創	花	難	頭	喜
昇	前	慮	客	少	意	鳥	攻	寒	色
気	絶	分	万	価	工	風	不	足	満
流	後	別	来	値	夫	月	落	熱	面

Q61

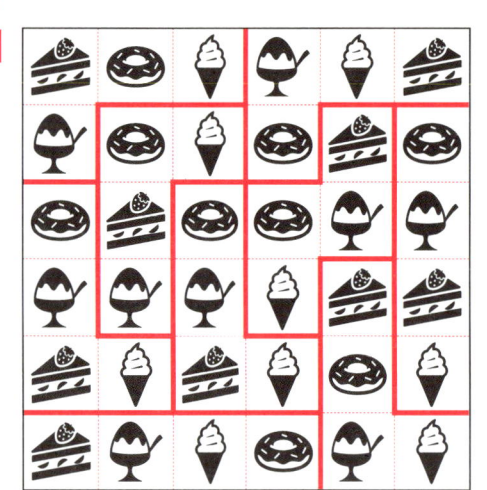

Q62

[1]

		日				
	勇	常	支			
	居	猛	茶	離	真	
奇	留	果	飯	滅	骨	提
跡	守	敢	事	裂	頂	案

[2]

		手				
	人	持	薄			
	高	跡	無	利	大	
演	飛	未	沙	多	雑	談
歌	車	踏	汰	売	把	笑

[3]

		遠				
	無	距	切			
	桃	我	離	磋	殺	
素	源	夢	恋	琢	風	偉
直	郷	中	愛	磨	景	業

Q63

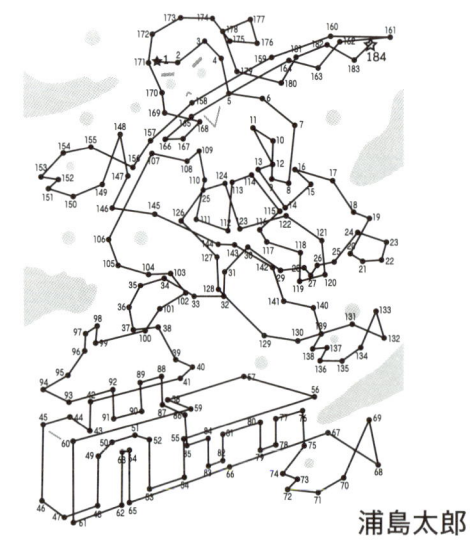

浦島太郎

Q64

1 流星群

2 歩道橋

3 横恋慕

4 超特急

Q65

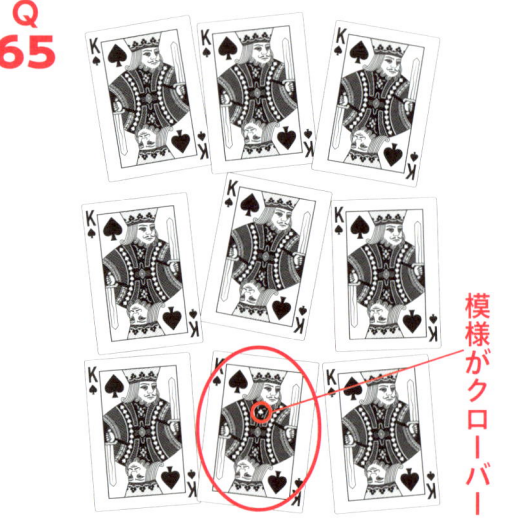

模様がクローバー

Q66

1 度胸

2 奮闘

3 濃厚

4 美術

5 復職

6 深層

B　J　L

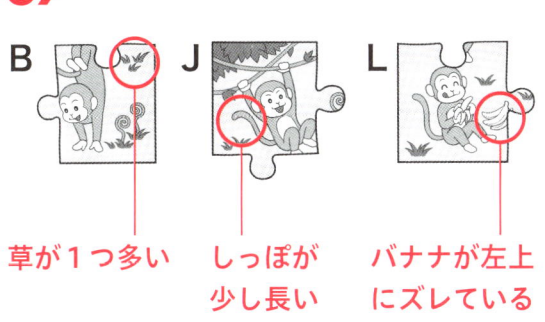

草が1つ多い　しっぽが
少し長い　バナナが左上
にズレている

順不同

Q 68

1. $79 + 25 + 2 = 106$
2. $95 + 7 + 52 = 154$
3. $57 + 29 - 5 = 81$
4. $27 - 9 + 75 = 93$
5. $59 - 52 + 7 = 14$
6. $27 + 59 + 9 = 95$
7. $77 - 57 + 2 = 22$
8. $9 + 52 + 79 = 140$

Q 69

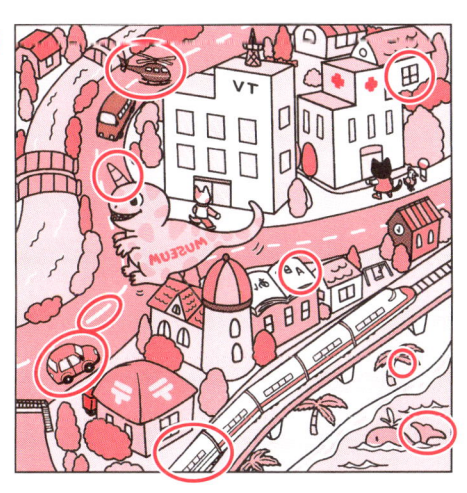

Q 70

A	B	C	D
有	言	実	行

1

A	B	C	D
百	花	繚	乱

2

A	B	C	D
天	下	泰	平

3

A	B	C	D
単	刀	直	入

4

A	B	C	D
交	流	試	合

5

A	B	C	D
自	由	闊	達

6

A	B	C	D
前	代	未	聞

7

A	B	C	D
一	日	千	秋

8

A	B	C	D
公	明	正	大

9

A	B	C	D
人	生	行	路

10

1〜10は順不同

Q 71

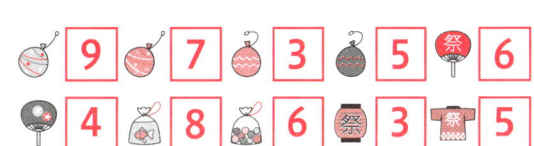
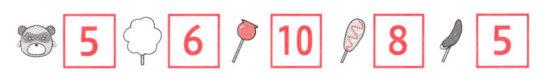

9　7　3　5　6
4　8　6　3　5
5　6　10　8　5

Q 72

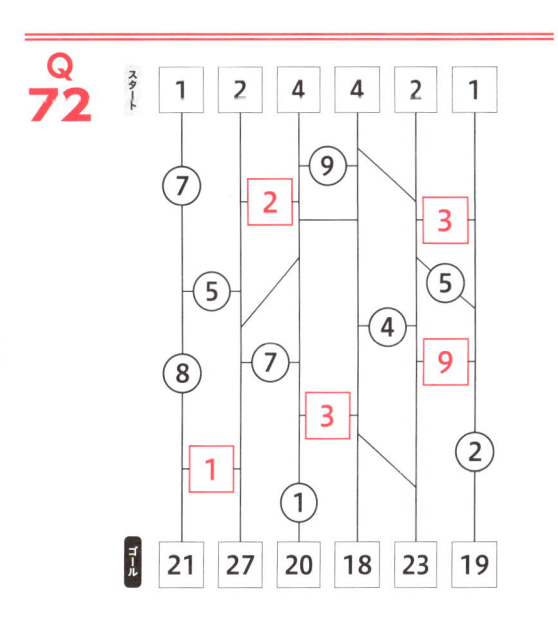

Q73

1. 微妙
2. 摩擦
3. 遠慮
4. 議題
5. 養殖
6. 楽勝

Q74

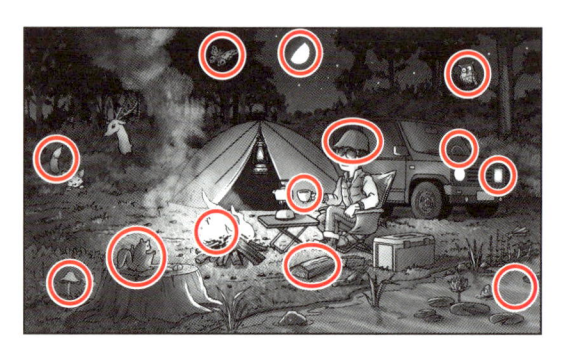

Q75

新	聞	紙	■	水	源	地
興	■	袋	小	路	■	方
国	会	■	倉	■	独	自
■	議	論	百	出	■	治
和	室	■	人	■	気	体
菓	■	第	一	印	象	■
子	宝	■	首	■	台	座

使わないピースは⑧

Q76

気球

6×6ナンプレの解き方　応用編

❶ 「5」が入らないタテ・ヨコ列に線を引くと、色アミの2か所に「5」が入る。

	2		3		5
	5		1		
			5	1	6
5		1		4	
		2		5	
4		5	6		

❷ 「6」が入らないヨコ列に線を引くと、1マスが残る色アミに「6」が入る。

	2		3		5
	5		1		
			5	1	6
5	6	1		4	
		2		5	
4		5	6		

❸ 「2」が入らないタテ列に線を引くと色アミに「2」が入る。

	2		3		5
	5		1		
2			5	1	6
5	6	1		4	
		2		5	
4		5	6		

❹ 「1」が入らないタテ・ヨコ列に線を引くと色アミに「1」が入る。

1	2		3		5
	5		1		
2			5	1	6
5	6	1		4	
		2		5	
4		5	6		

❺ 「3」が入らないタテ列に線を引くと、Aブロックには「2」か「3」しか入らないので「2」の位置が決まり、その下に「4」が入る。Aブロックの残り1マスが「3」になる。次にBブロックは、線のないマスに「3」が入る。

1	2		3		5	
	5		1			
2			5	1	6	A
5	6	1	2	4	3	
		2	4	5		B
4		5	6	3		

❻ 「6」が入らないタテ・ヨコ列に線を引くと、色アミに「6」が入るので、このタテ列の残り1マスに「3」が入る。

1	2		3		5
3	5		1		
2			5	1	6
5	6	1	2	4	3
6		2	4	5	
4		5	6	3	

❼ 「4」が入らない列に線を引くと、Cブロック色マスに「4」が入る。Dブロックの赤マルには「1」か「2」が入りますがヨコ列に「2」があるので「1」に確定し、その下は「2」になる。すると赤数字の所が次々に確定する。

1	2		3		5	C
3	5		1		4	
2	4	3	5	1	6	
5	6	1	2	4	3	
6	3	2	4	5	1	D
4	1	5	6	3	2	

❽ Eブロックの赤マルには「4」か「6」が入りますがヨコ列に「4」があるので「6」に確定し、その上は「4」になる。残ったFブロック2マスもヨコ列の条件から確定する。

E	1	2	4	3	6	5	F
	3	5	6	1	2	4	
	2	4	3	5	1	6	
	5	6	1	2	4	3	
	6	3	2	4	5	1	
	4	1	5	6	3	2	

大人の脳筋トレ
川島隆太教授の頭脳強化速効トレーニング

2025年3月5日　　第1刷発行

監修者	川島隆太
発行人	川畑　勝
編集人	中村絵理子
編集長	古川英二
発行所	株式会社Gakken
	〒141-8416　東京都品川区西五反田2-11-8
印刷所	中央精版印刷株式会社

STAFF	編集制作	株式会社 エディット
	本文DTP	株式会社 千里
	校正	奎文館
	イラスト	中山けーしょー　さややん。　今井洋輔
		sakki　斎藤千鶴　海山 幸

この本に関する各種お問い合わせ先

●本の内容については、下記サイトのお問い合わせフォームよりお願いします。

https://www.corp-gakken.co.jp/contact/

●在庫については　Tel 03-6431-1250（販売部）

●不良品（落丁・乱丁）については　Tel 0570-000577

学研業務センター

〒354-0045　埼玉県入間郡三芳町上富279-1

●上記以外のお問い合わせは　Tel 0570-056-710（学研グループ総合案内）

学研グループの書籍・雑誌についての新刊情報・詳細情報は、下記をご覧ください。

学研出版サイト　https://hon.gakken.jp/